Vive más

Marcos Vázquez se ha consolidado como uno de los referentes más destacados en la divulgación de salud, acumulando más de 1.000.000 de seguidores en sus canales. Es el autor del aclamado blog *Fitness Revolucionario*, reconocido con numerosos premios por su excepcional labor en la promoción de la salud y el bienestar.

Además, es el creador de *Radio Fitness Revolucionario*, uno de los pódcast más populares sobre salud y fitness, donde entrevista a expertos de renombre en neurociencia, entrenamiento, nutrición, biología y genética, entre otros muchos temas. Su pasión por la educación lo lleva a ser docente en diversas instituciones de formación en salud y a participar como ponente en destacados congresos y eventos.

Marcos ha publicado varias obras influyentes, entre las que se destacan *Fitness Revolucionario* (Oberon, 2018), *Invicto* (Salud Salvaje, 2020), *Saludable Mente* (Grijalbo, 2021), *Vive Más* (Grijalbo, 2023) y, en colaboración con Elizabeth Ochoa, *Chef Sapiens* (Grijalbo, 2022). Sus libros han impactado a miles de lectores, empoderándolos para transformar su salud y mejorar su calidad de vida.

MARCOS VÁZQUEZ

Vive más

Reduce tu edad biológica y aumenta tu vitalidad

Edición actualizada

DEBOLS!LLO

Papel certificado por el Forest Stewardship Council®

MIXTO
Papel | Apoyando la silvicultura responsable
FSC® C117695

Penguin Random House Grupo Editorial

Noviembre de 2025

Travessera de Gràcia, 47-49, Barcelona 08021
Infografías de Jorge Penny
Diseño de la cubierta: Penguin Random House Grupo Editorial / Yolanda Artola
Imagen de la cubierta: © Shutterstock

Printed in Spain – Impreso en España

ISBN: 978-84-663-7717-1
Depósito legal: B-16.292-2025

Compuesto en M. I. Maquetación, S. L.
Impreso en Liberdúplex
Sant Llorenç d'Hortons (Barcelona)

P 3 7 7 1 7 1

¿Eres una de esas personas de las que
nadie se acuerda en sus dedicatorias?
Ya no.
Este libro es para ti, y espero que esto
te anime a aplicar sus recomendaciones

Índice

Prólogo

Hace un año se publicó la primera edición del libro *Vive más*, en el que comparto mi pasión por el campo de la longevidad y resumo las herramientas que nos permitirán vivir más años de calidad.

Lo más positivo ha sido, sin duda, la gran cantidad de mensajes que he recibido de lectores que han incorporado las recomendaciones del libro a su vida y han experimentado el poder de los hábitos que detallo en él. Muchas personas me contaban que se sentían y se veían mejor ahora, con 40 o 50 años, que cuando tenían 30. Este es el poder de los hábitos para reducir la edad biológica y recuperar la vitalidad.

Y el cambio no es solo físico, sino también mental. Como detallo en los últimos capítulos, la actitud con la que abordamos el envejecimiento influye profundamente en cómo nos afecta este proceso: la mente puede ser un gran aliado o un terrible enemigo; puede reducir o acelerar nuestra edad biológica mucho más de lo que pensamos.

Todos los comentarios positivos y las increíbles historias de transformación me animan a seguir explorando y divulgando sobre este apasionante campo. Pero, por supuesto, el libro también ha recibido críticas. Quizá la más común sea que no propongo una solución rápida o una terapia revolucionaria. Algunas personas lo leyeron atraídas por el título, pero se desilusionaron al ver que la mayor parte de los apartados giran en torno a los hábitos.

A pesar de que existen terapias y suplementos que están logrando resultados positivos en la reducción de nuestra edad biológica, y les dedico un par de capítulos, nada se puede comparar con lo que lograrás al adoptar los hábitos de la longevidad. Pero esto requiere algo de esfuerzo, claro.

No sientas, tampoco, que lo tienes que aplicar todo. Si estás empezando, selecciona unas pocas ideas que resuenen contigo e incorpóralas gradualmente. A medida que se conviertan en parte de tu vida y notes los cambios positivos, podrás avanzar hacia las siguientes.

También me sorprende y alegra el amplio rango de edad de las personas que han leído este libro. He recibido una fotografía de la que posiblemente sea la lectora más longeva, con 105 años, así como mensajes de adolescentes que me aseguran que *Vive más* será su manual de salud para las próximas décadas.

Me encanta contar con tal diversidad de lectores porque refuerza uno de los mensajes más importantes de estas páginas: cuanto antes empieces a cuidarte, mejor, pero nunca es demasiado tarde. Los principios que aquí expongo te ayudarán tanto si tienes 20 como 100 años.

Mi objetivo no es solo prolongar tu vida, sino mejorar cada etapa de ella; no es solo que vivas más años, sino que disfrutes de cada uno de ellos. En definitiva, espero que esta nueva edición te inspire a cuidar y aprovechar lo más valioso que tienes.

Gracias por acompañarme en este viaje hacia una vida más larga y plena.

Marcos Vázquez,
octubre de 2024

1

La curva de la vitalidad

«Muchas personas
mueren a los 25 años,
pero no las entierran
hasta los 75».

Benjamin Franklin

Titono era el apuesto hijo del rey de Troya. Su belleza cautivó a Eos, la diosa del amanecer, quien se enamoró perdidamente de él. Tal era su amor que rogó a Zeus, el dios más poderoso, que le concediera a Titono un privilegio hasta entonces reservado a los dioses: la inmortalidad. De esta manera podrían vivir juntos para siempre.

Zeus aceptó. Con el tiempo, Eos descubrió su error: había pedido vida eterna para su amor, pero olvidó pedir también juventud. Titono, por tanto, siguió envejeciendo, degenerándose, hasta tal punto que no podía hablar ni moverse. Incapacitado, lo abandonaron en una habitación solitaria y esperó un final que ya no podía llegar.

Cuando hablamos de alargar la vida, muchas personas temen terminar como Titono. Visualizan sillas de ruedas, quimioterapia, ventiladores y pañales. Les da más miedo perder la humanidad que perder la vida. La vejez les parece un castigo peor que la muerte.

Ese miedo, en parte, está justificado. En las últimas décadas la medicina ha alargado la vida a costa de prolongar la agonía. El aumento de la esperanza de vida ha venido acompañado de más años de incapacidad. Hemos agregado años al final de la vida, pero hemos añadido poca vida a ese tiempo adicional. Más que prolongar la vida, hemos dilatado el proceso de morir.

Por suerte, podemos evitar este triste final. Las recomendaciones de este libro alargarán tu vida, pero también tu juventud. Llegarás al final con lucidez y vitalidad. El objetivo es morir joven lo más tarde posible.

Esperanza de vida vs. calidad de vida

Las estadísticas sobre envejecimiento se centran en la esperanza de vida (*lifespan*, en inglés), es decir, la media de los años que vive una población determinada. Se trata de un indicador importante, por supuesto, pero nos dice poco sobre la calidad de esos años.

Por este motivo debemos hablar también de la esperanza de vida saludable (*healthspan*, en inglés), que podríamos definir como la media de años vividos con buena salud. El concepto «buena salud» es relativo; para ser más precisos hablaremos de nuestro nivel de capacidad funcional o vitalidad. Este es un mejor indicador de la calidad de vida.

Imaginemos una gráfica que representa la edad en el eje horizontal y la capacidad funcional o vitalidad en el vertical. Cuando somos jóvenes, estamos la mayor parte del tiempo casi al cien por cien de nuestra capacidad funcional, con periodos puntuales de enfermedad en los que esta capacidad se reduce.

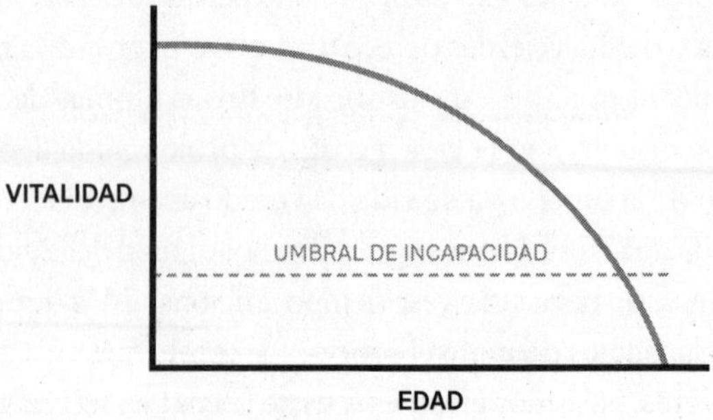

Ilustración 1: La curva de la vitalidad desciende rápido si no hacemos nada para evitarlo.

A partir de cierta edad, la vitalidad empieza a declinar. De hecho, si no hacemos nada para evitarlo, el descenso será rápido. Tendremos cada vez más limitaciones hasta que, una vez cruzado el umbral de la incapacidad, no podamos valernos por nosotros mismos. Aquí empieza la fase Titono: una muerte a cámara lenta.

El objetivo de este libro es ayudarte a mejorar tu curva de la vitalidad con independencia de tu edad. Para empezar, la vamos a **elevar**: al poner en práctica la información de los próximos capítulos gozarás de mejor salud en el presente. En segundo lugar, la vamos a **extender**: disfrutarás más durante más tiempo. Y, por último, la vamos a **cuadrar**: tu vitalidad se mantendrá alta más tiempo y descenderá muy cerca del final.

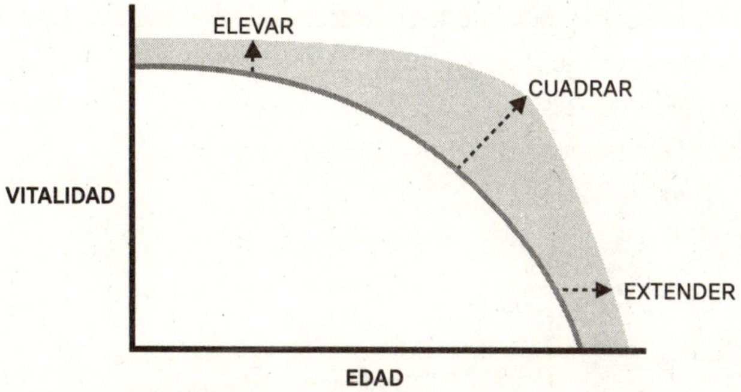

Ilustración 2: El objetivo es elevar, cuadrar y extender la curva de la vitalidad.

En resumen, queremos vivir mejor y durante más tiempo. Buscamos limitar la enfermedad a un breve periodo al final, que los últimos años no sean muy distintos de los anteriores. Para lograrlo, en estas páginas hablaremos de tratamientos novedosos y suplementos, pero veremos que la clave está en lo que hacemos cada día, en nuestros hábitos.

Los hábitos tienen un gran poder sobre la duración de la vida, pero influyen todavía más en su calidad. Como iremos viendo, los buenos hábitos pueden extender tu longevidad más de una década, pero son capaces de alargar tu vitalidad incluso el doble. Es decir, si empiezas pronto, podrás funcionar y sentirte como alguien veinte años más joven. Esa es la promesa.

Los buenos hábitos tienen un efecto compuesto que se magnifica con el tiempo. La mejor forma de lograr un envejecimiento saludable es empezar a cuidarte cuando eres joven. Pero, por suerte, nunca es tarde para empezar. Este libro te ayudará a vivir más y mejor tanto si tienes 20 años como 80.

Antes de entrar de lleno en las estrategias para optimizar tu curva de la vitalidad debemos entender qué es en realidad el envejecimiento y por qué se produce.

2

Qué es realmente el envejecimiento

«Envejecer es todavía
el único medio que
se ha encontrado para
vivir mucho tiempo».

Charles Augustin
Sainte-Beuve

El primer problema al que se enfrenta la investigación sobre el envejecimiento es la falta de consenso. Todos entendemos intuitivamente qué es envejecer, pero eso no implica que sea fácil de definir.

Siempre se ha considerado que el envejecimiento es el daño acumulado por el paso del tiempo, una fase más del ciclo de vida natural, un proceso irreversible e inevitable, una muerte desde dentro. Sin embargo, cada vez más investigadores lo consideran una enfermedad, un mal que podemos revertir e incluso curar. A lo largo de este libro veremos las implicaciones de este nuevo enfoque.

Tampoco existe acuerdo acerca de cuándo empieza el envejecimiento. Algunos opinan que se inicia cuando comienza a aumentar la probabilidad de morir. En la mayoría de las especies, los primeros años de vida son muy peligrosos. Los recién nacidos son pequeños e indefensos. Cada día que pasa tras el nacimiento, los animales se hacen más grandes y más capaces, por lo que su probabilidad de morir se reduce de manera rápida durante la infancia.

En los humanos ocurre algo similar, y el menor riesgo de mortalidad se alcanza a los 10 años. La probabilidad de morir a esta edad es de tan solo una entre diez mil. A partir de aquí, el riesgo empieza a subir. Según la definición anterior, el envejecimiento comienza alrededor de los 10 años.

Esta observación se hizo ya en el siglo XIX y se plasmó en fórmulas matemáticas a través de la ley de mortalidad de Gompertz-Makeham. Según estas fórmulas, el riesgo de morir se dobla, más o menos, cada ocho años, aunque la velocidad se acelera hacia el final. A los 25 años, el riesgo de morir es de uno entre tres mil. A los 33 años, de uno entre mil quinientos. A los 41 años, de uno entre setecientos cincuenta. Si avanzamos hasta los 80 años, la probabilidad de morir ese año se eleva a uno entre veinte. A los 85 años, es de una entre diez. Y alguien que empieza el 1 de enero con 100 años tiene un 50 % de probabilidad de no ver la siguiente Nochevieja. Otra conclusión de esta gráfica es que es igual de probable sobrevivir desde los 90 años hasta los 100 años que desde el nacimiento hasta los 90 años.

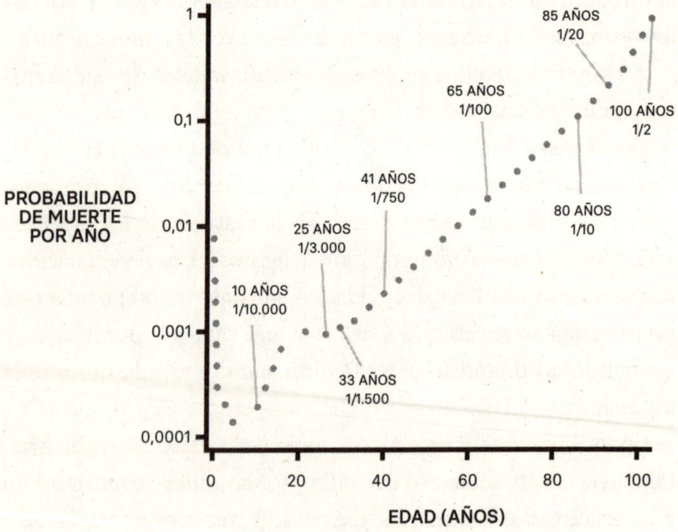

Ilustración 3: La probabilidad de morir empieza a aumentar a partir de los 10 años.

Otros autores consideran que el envejecimiento como tal empieza en realidad tras la madurez sexual, entre los 20 y los 30 años. Es en esta década cuando nuestra especie alcanza su mayor esplendor físico y comienza después su lento declive.

Por último están los que afirman que empezamos a envejecer al nacer y que nuestros propios genes albergan las semillas de la muerte.

Usemos una u otra definición, la realidad es que el envejecimiento no es tan universal como pensamos. Ninguna regla biológica nos obliga a envejecer. De hecho, existen organismos que no envejecen y cuyo riesgo de mortalidad no aumenta con la edad. Un ejemplo sería la hidra de agua dulce, una especie de medusa diminuta que debe su nombre a su asombrosa capacidad regenerativa. Si cortas un trocito de hidra, saldrán dos. Para explorar los límites de este superpoder, los investigadores metieron una hidra en una licuadora. ¿El resultado? Infinidad de nuevas hidras regeneradas a partir de los pedacitos triturados. Esperemos que estas hidras no sean vengativas.

Esto no implica que las hidras no puedan morir si, por ejemplo, se quedan sin alimento u otro animal las devora. Pero en ausencia de estos factores externos no se detectan en ellas los síntomas clásicos del envejecimiento. Son lo más parecido a la inmortalidad que hemos logrado observar.

Incluso si aceptamos el envejecimiento como inevitable, cada especie envejece de una forma muy diferente. Por ejemplo, un ratón vive unos 3 años, mientras que mamíferos de tamaño similar, como el murciélago o la rata topo desnuda, viven más de 30 años. En el próximo capítulo descubrirás los motivos.

El envejecimiento como causa principal de enfermedad

En la investigación médica ha dominado un modelo que define cada enfermedad por una serie de síntomas que se tratan después de manera aislada. Este modelo funciona muy bien para las enfermedades infecciosas o los traumatismos, donde el problema tiene una causa muy clara y una solución evidente: matar al patógeno o reparar los tejidos dañados.

Sin embargo, el modelo de «una enfermedad, un tratamiento» es mucho menos efectivo para enfrentarse a las enfermedades crónicas modernas, que comparten multitud de causas. Como veremos más adelante, los mismos factores que contribuyen al cáncer lo hacen también a la diabetes, a la enfermedad cardiovascular o al alzhéimer. Podríamos decir que todas estas enfermedades son, en parte, distintos síntomas de las mismas causas.

¿Y cuál es el factor de riesgo principal para todas las enfermedades crónicas modernas? Sin duda, la edad. Por ejemplo, fumar multiplica por cinco el riesgo de cáncer. Tener 60 años lo multiplica por cincuenta respecto a tener tan solo 20 años. Durante la pandemia de coronavirus, el 90 % de las muertes se produjeron en personas de más de 60 años. El envejecimiento representa la degradación de nuestra capacidad de mantenimiento, lo que eleva el riesgo de casi todas las enfermedades.

Por estos motivos, erradicar una enfermedad terrible como el cáncer solo aumentaría tres años nuestra esperanza de vida. Si no mueres de cáncer a los 80, morirás de enfermedad cardiovascular a los 83 años. Si curásemos la enfermedad cardiovascular, morirías de alzhéimer a los 86 años. Y si curásemos el alzhéimer, morirías poco después de otra enfermedad, porque el riesgo de enfermar continúa elevándose exponencialmente con la edad.

Pero si fuéramos capaces de erradicar el envejecimiento, el riesgo de mortalidad se mantendría siempre bajo. Podríamos tener el mismo riesgo de enfermedad cardiovascular con 80 que con 20 años.

Por este motivo, muchos investigadores proponen dejar de atacar de manera aislada cada enfermedad y centrarse en la causa principal de todas ellas: el envejecimiento. Y para ello consideran que debemos catalogar el envejecimiento como una enfermedad.

¿Es el envejecimiento una enfermedad?

Para bien o para mal, el sistema médico actual debe definir algo para poder tratarlo. Un fármaco solo se aprobará si mejora alguna enfermedad. Catalogar el envejecimiento como una enfermedad abriría la puerta a investigar tratamientos o fármacos que pudieran revertirlo o incluso curarlo. Si el envejecimiento es el factor de riesgo principal de todas las enfermedades crónicas modernas, incluso los pequeños avances en su tratamiento generarían aumentos importantes en la longevidad.

El argumento principal contra la propuesta de clasificar el envejecimiento como una enfermedad es que es un proceso natural, algo que les ocurrirá a todas las personas que vivan lo suficiente. Sería como afirmar que todo el mundo enfermará.

Pero, en realidad, las enfermedades que al final nos matan, como la enfermedad cardiovascular, el cáncer o el alzhéimer, también se producen en casi todas las personas a partir de cierta edad. Cualquier persona de edad avanzada tendrá algún grado de daño en las arterias, una buena cantidad de células cancerígenas en el cuerpo y proteínas dañadas en el cerebro.

Todos estos daños ocurren en un espectro, pero seleccionamos un punto a partir del cual lo llamamos enfermedad. Este criterio nos permite clasificar pacientes y asignarles distintos tratamientos, pero no deja de ser arbitrario. Por encima de cierto nivel de glucosa en ayunas eres diabético, antes no. Por encima de cierto nivel de presión arterial eres hipertenso, antes no.

Y algo similar ocurriría en el caso del envejecimiento. Los cambios moleculares que causan el envejecimiento, y que en breve revisaremos, se acumulan con el tiempo. A partir de cierto momento, estos daños irán reduciendo nuestra capacidad funcional y elevando el riesgo de enfermar; justo lo que queremos evitar.

En el capítulo final de este libro exploraremos la posibilidad de curar el envejecimiento, pero no es necesario apuntar tan alto a corto plazo. El simple hecho de ralentizarlo reduciría en gran medida el riesgo de casi todas las enfermedades. Y es algo que podemos lograr ya mejorando nuestros hábitos.

Más allá de si se considera o no una enfermedad, hay razones prácticas para estudiar cómo se produce el envejecimiento y qué impacto tiene en nosotros. Además, necesitamos medirlo y, así, validar si un tratamiento es efectivo a la hora de revertirlo. En este sentido, debemos entender el concepto de edad biológica.

Edad cronológica vs. edad biológica

Como acabamos de explicar, el factor de riesgo principal en la mayoría de las enfermedades crónicas modernas es la edad. Esta información podría parecer inútil, porque la edad no es algo sobre lo que podamos actuar, es la que es y avanza para todos a la misma velocidad. Cada giro de la Tierra alrededor del Sol añade un año más, a todos por igual.

Sin embargo, es evidente que el paso del tiempo no tiene el mismo efecto en todos los cuerpos. Algunas personas de 70 años corren maratones; en cambio, otras se fatigan subiendo unos escalones. Su edad cronológica es la misma, pero su edad biológica es muy distinta.

Y, por suerte, la edad que predice el riesgo de enfermar no es la cronológica, sino la biológica. Una persona de 50 años, con una edad biológica de 40 años, tendrá el mismo riesgo promedio de enfermar que las personas de esa edad. Y, al revés, si su edad biológica es de 60 años tendrá el mismo riesgo que la población de esa edad.

Podríamos, por tanto, definir la edad biológica como la capacidad funcional del cuerpo o también como la acumulación de daños asociados al envejecimiento. Y, como veremos, esta edad biológica es moldeable. Puede incluso fluir en la dirección opuesta. Podemos rejuvenecer.

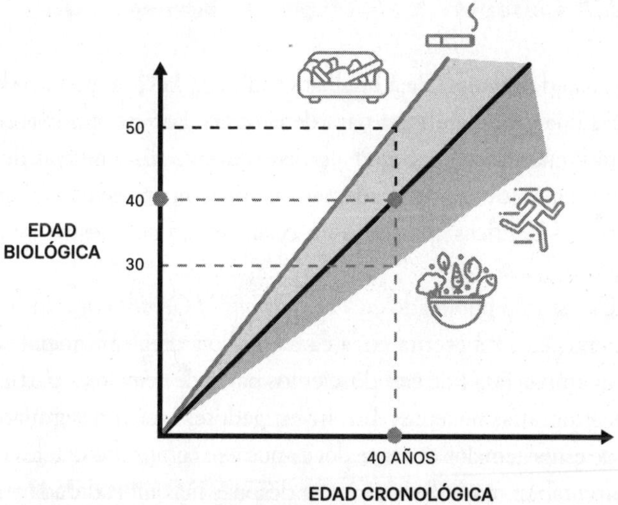

Ilustración 4: Dos personas con la misma edad cronológica pueden tener edades biológicas muy distintas.

Entender que podemos ralentizar, y en algunos casos revertir, el proceso de envejecimiento nos motiva a mejorar nuestros hábitos. Un estudio publicado por la Sociedad Europea de Cardiología concluyó que los pacientes a los que se informaba de la edad biológica de su corazón mejoraron más sus hábitos que aquellos a los que simplemente se les resumía su nivel de riesgo según los parámetros clásicos.

El problema, como de costumbre, es pasar del concepto a la métrica. Podemos medir la edad cronológica con precisión, pero no hay consenso científico sobre cómo determinar la edad biológica. Distintos investigadores proponen diversas opciones, que resumiremos a continuación, y el valor más preciso se lograría con una combinación de todas.

Edad aparente

El paso del tiempo deja huellas visibles en la cara, y el cerebro tiene una gran habilidad para detectarlas. Por eso nos sorprendemos cuando la edad que alguien aparenta dista mucho de su edad real. Hoy sabemos además que nuestra apariencia externa (cirugías estéticas aparte) es un buen reflejo de nuestro estado interno.

Un estudio publicado en *The Journals of Gerontology*, titulado «La muerte está escrita en la cara», pidió a diez enfermeras que evaluaran la edad de casi doscientos pares de gemelos a partir de sus fotografías recientes. Los investigadores hicieron seguimiento de estos gemelos durante doce años y se comprobó que los que aparentaban más edad sufrieron después más mortalidad.

Otro estudio similar intentó identificar los factores que más contribuían a las diferencias de edad aparentes entre gemelos. Vieron que, por ejemplo, fumar durante diez años aumenta el envejecimiento percibido en 2,5 años. Y el mismo efecto producen episodios estresantes como la muerte de un cónyuge o el divorcio. Los gemelos que toman antidepresivos también parecen mayores, pero es probable que el motivo no sea el fármaco en sí, sino los síntomas que intentaban mitigar.

Una publicación de 2023 indica que las personas que aparentan menos años que su edad cronológica tienen menos riesgo de desarrollar osteoporosis, cataratas y trastornos neurodegenerativos en los años siguientes.

En resumen, identificamos patrones faciales de envejecimiento que no podemos explicar, pero que se asocian con mayor riesgo de enfermar. A la misma edad, las caras consideradas más jóvenes por observadores externos corresponden a personas que vivirán más.

La correlación no es perfecta, por supuesto, y no siempre un envejecimiento interno se refleja de manera externa. Además, el maquillaje y los tratamientos cosméticos pueden aumentar la diferencia entre la edad biológica de nuestros órganos y la edad percibida mirando a la cara.

Edad percibida

¿Te sientes más joven o más viejo que tu edad real? La respuesta a esta pregunta refleja, en parte, tu edad biológica. Un estudio publicado en la revista *JAMA Internal Medicine*, titulado «Sentirse viejo vs. ser viejo», hizo esta pregunta a los participantes y siguió su estado de salud durante ocho años. El grupo que afirmó sentirse más viejo que su edad real sufrió un 41 % más de mortalidad.

Curiosamente, al evaluar las causas de mortalidad se observaron diferencias importantes. La edad percibida predecía muy bien la muerte por enfermedad cardiovascular, pero no por cáncer. El motivo podría ser que la enfermedad cardiovascular es más progresiva y va produciendo fatiga, mientras que muchos cánceres no producen síntomas hasta que están ya avanzados.

Es importante entender que la relación entre lo que hacemos y cómo nos sentimos es bidireccional. Si sigues los hábitos que explicaremos en este libro, te sentirás mejor y, a la vez, reducirás el riesgo de enfermar. Pero lo opuesto también es cierto. Si convences a tu mente de que eres más joven, tu comportamiento cambiará y tu salud mejorará.

En 1981, Ellen Langer, investigadora de Harvard, llevó a un grupo de hombres de entre 70 y 80 años a unas instalaciones que replicaban el ambiente de los años cincuenta, cuando esos hombres eran jóvenes. El espacio imitaba la decoración, la música, las fotos y los programas que emitía la televisión, pero no había ningún espejo. Además, se trató a los participantes como si tuvieran veinte años menos, y debían, por ejemplo, cargar con su propio equipaje.

En pocos días los participantes se sentían más jóvenes y mejoraron la fuerza, la destreza manual, la visión y la memoria. Su mente había regresado temporalmente al pasado, lo que rejuveneció también su cuerpo.

No podemos detener el envejecimiento con la mente, pero lo que creemos sobre nosotros mismos condiciona cómo nos sentimos y cómo actuamos. Si te percibes como un viejo, actuarás como un viejo, y esto a su vez acelerará el envejecimiento.

En el capítulo 11 profundizaremos en cómo nuestra actitud ante la vida influye en su duración y su calidad.

Edad funcional

Las dos edades anteriores tienen que ver con cómo nos vemos y cómo nos sentimos, pero lo que nuestro cuerpo puede hacer es un predictor incluso mejor de nuestra edad biológica.

El envejecimiento está asociado a una pérdida de capacidades funcionales, algo que podemos medir con pruebas sencillas. De hecho, cada vez más estudios indican que nuestra fuerza y capacidad de movimiento predicen mejor la mortalidad que el colesterol o el índice de masa corporal.

El movimiento es el verdadero integrador del cerebro con el sistema musculoesquelético y el sistema cardiorrespiratorio. Analizar la calidad de esta integración nos da pistas importantes sobre nuestra edad biológica.

En el capítulo 6 propondremos distintas métricas validadas por la ciencia para evaluar la edad funcional, así como propuestas concretas para mejorarlas. Veamos, de momento, tres ejemplos: la velocidad al caminar, la fuerza de agarre y el equilibrio.

Test 1: Velocidad al caminar

Multitud de estudios concluyen que caminar despacio se asocia con mayor mortalidad a corto plazo. Por ejemplo, un estudio entre treinta y cinco mil personas de más de 65 años midió el tiempo que tardaban en recorrer un espacio de cuatro metros, y la media de esperanza de vida se alcanzaba en los que caminaban a 0,8-1 m/s. Cada aumento de 0,1 m/s reducía la mortalidad en casi un 12 %. Si no se te dan bien las matemáticas, 1 m/s equivale a 3,6 km/h.

Y esta correlación no solo se observa en personas mayores. La velocidad a la que caminamos a los 45 años predice también la salud de nuestro cuerpo y de nuestro cerebro.

Y las mejores noticias: la velocidad al caminar no es un simple reflejo de la edad biológica, sino que es también un regulador de esta. Es decir, caminar más rápido ralentiza varios marcadores de envejecimiento.

Test 2: Fuerza

Hemos estrechado la mano para saludarnos durante miles de años. Una teoría popular es que era una forma de asegurar que ninguna de las dos partes empuñaba un arma. Se creía además que la forma de estrechar la mano ofrecía información sobre la personalidad.

Más allá de la especulación, hoy sabemos que la fuerza de agarre es un buen indicador de salud global. Cada pérdida de 5 kilos en la fuerza de agarre en personas mayores se asocia con un 16 % de aumento en el riesgo de mortalidad. La fuerza nos da una idea de nuestra capacidad de reserva, y cuanto antes se agote, antes enfermaremos.

Y tiene también poder predictivo en personas jóvenes. Un estudio sueco, al que se sometió a más de un millón de sujetos, midió la fuerza de agarre en adolescentes de entre 16 y 19 años. Durante las siguientes dos décadas, los más débiles sufrieron casi un 50 % más de mortalidad que los más fuertes.

Es evidente que esto no implica que fortalecer solo los músculos de la mano y el antebrazo ralentice el envejecimiento. La fuerza de agarre es una forma sencilla de estimar nuestra masa muscular global, que, como explicaremos en el capítulo 6, es una gran fuente de juventud, un buen seguro de salud. Además, el agarre es más que un indicador, es la interfaz principal con el mundo físico. Usamos la fuerza de agarre para cargar las bolsas de la compra y a nuestros hijos, para sujetar la raqueta y trepar a un árbol. Perder fuerza de agarre reduce nuestra capacidad de interactuar con el mundo exterior.

Un objetivo básico de fuerza de agarre sería colgarte y sujetar tu peso durante al menos medio minuto. Otro estándar ambicioso sería caminar durante un minuto con una pesa en cada mano equivalente a la mitad de tu peso. Puedes restar un 10 % del peso por cada década que pases de los 40 años.

Test 3: Equilibrio

El sistema vestibular se encuentra en el oído interno y está relacionado con el equilibrio y el control espacial. Se conecta a regiones del cerebro que ajustan enseguida nuestros movimientos para evitar que nos caigamos. Se ayuda también del sentido de la vista, por eso es más difícil mantener el equilibrio con los ojos cerrados.

Por desgracia, el paso del tiempo afecta a todos estos elementos. El sistema vestibular es menos preciso, el cerebro controla peor el movimiento y la vista ya no es tan nítida. Por este motivo, distintas pruebas de equilibrio han demostrado que predicen el grado de envejecimiento y el riesgo de mortalidad.

Así, el tiempo que puedes mantener el equilibrio sobre una pierna, con los ojos cerrados, te da una idea de tu edad biológica. Según un estudio, las personas de mediana edad que aguantaron menos de diez segundos antes de perder el equilibrio sufrieron durante los siguientes diez años el doble de mortalidad que las que aguantaron más.

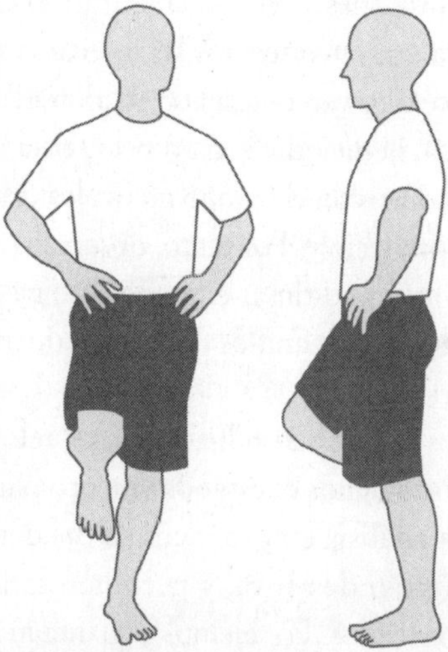

Ilustración 5: El test de equilibrio a una pierna es un indicador de edad funcional.

Perder el equilibrio es una causa frecuente de caídas, y la prevención más efectiva es mejorar la forma física. Profundizaremos en todo esto en el capítulo 6.

Edad epigenética

Por increíble que parezca, una neurona tiene el mismo ADN que una célula de tu piel, pero su apariencia y función son muy distintas. ¿Cómo se explica esta diferencia? Por la epigenética.

De manera simplificada, podríamos decir que la epigenética controla la expresión de los genes, y por tanto la identidad celular final. La epigenética determina qué genes se usan para producir nuevas proteínas y cuáles se ignoran. Si entendemos los genes como las teclas de un piano, la epigenética sería la partitura. E igual que las mismas teclas pueden producir infinitas melodías, los mismos genes pueden generar infinitas células.

Pero a medida que envejecemos las marcas epigenéticas se van alterando, y las células van perdiendo su identidad. Si la partitura se vuelve borrosa, la melodía sonará peor. Esta alteración epigenética que se produce con el tiempo no es aleatoria, sino que sigue una trayectoria predecible. Por tanto, observar estas «arrugas celulares» nos permitiría estimar el grado de envejecimiento interno. Sería como contar los anillos del tronco de un árbol, pero sin tener que cortarlo.

Y justo esto es lo que hacen los llamados relojes epigenéticos, considerados por muchos el estándar de oro para medir la edad biológica. Estos análisis epigenéticos se pueden hacer con una muestra de sangre o de saliva, y permiten también estimar la edad de distintos tejidos. Por ejemplo, cuanta más grasa abdominal, más envejecimiento muestra el hígado. Se ha visto que las mujeres cuyo tejido mamario muestra una edad epigenética mayor que su edad cronológica tienen más riesgo de padecer cáncer de pecho.

Las personas con mejores hábitos muestran edades epigenéticas más jóvenes, y los análisis hechos a personas centenarias demuestran que su reloj epigenético avanza más despacio. Por el contrario, el reloj epigenético de las personas obesas o fumadoras avanza más rápido.

Aunque estos test están ya disponibles para el público general, es preciso interpretarlos con cautela. A día de hoy son útiles sobre todo en estudios clínicos para evaluar el efecto de distintos tratamientos en el envejecimiento. Los humanos, al contrario que los ratones o los gusanos, vivimos muchos años, y sería inviable tener que esperar varias décadas para comprobar si un compuesto alarga la vida.

Por ejemplo, un estudio utilizó estos relojes epigenéticos para evaluar el impacto de una mejora en los hábitos. Tras un año con buena dieta, un plan de entrenamiento y algunos suplementos, la edad biológica de los participantes se redujo en 2,5 años.

Como siempre, debemos preguntarnos si estas marcas epigenéticas son un simple reflejo de nuestra edad biológica o un controlador de esta. Hoy por hoy no está claro, pero hay indicios de que borrar las huellas epigenéticas que se producen con el envejecimiento podría rejuvenecernos.

Sabemos, además, que la epigenética desempeña un papel clave en la longevidad de otras especies. Las abejas reina viven diez veces más que las obreras, a pesar de tener la misma genética. La diferencia está en la jalea real, que al consumirse a diario activa una programación epigenética especial. ¿Podremos inventar el equivalente de la jalea real en humanos? Como veremos en el capítulo 12, ha habido avances importantes en esta dirección. De momento quédate con la idea de que se ha demostrado que los hábitos que detallaremos a lo largo del libro ralentizan este reloj celular.

3

El origen del envejecimiento

«La vejez es como todo lo demás. Para tener éxito debes empezar joven».

Theodore Roosevelt

Tradicionalmente se entendía el envejecimiento como un proceso de desgaste por el paso del tiempo. Al igual que una máquina se deteriora con el uso, se pensaba que también nuestro cuerpo iría sufriendo los embates del tiempo. No podríamos escapar, por tanto, a la segunda ley de la termodinámica, que nos dice que todo tiende a la entropía.

Esta ley, sin embargo, solo aplica a sistemas cerrados, que no intercambian energía con el exterior. Nosotros, por el contrario, somos un sistema abierto. Tomamos energía de nuestro entorno y la usamos para reparar los daños que se producen en nuestro cuerpo cada día. Después eliminamos los desechos originados por esos procesos regenerativos.

Ninguna ley biológica conocida impide la regeneración constante. Podríamos combatir la entropía con un suministro continuo de energía, que emplearíamos para reparar los daños a nuestra biología. De hecho, disponemos de esta capacidad regenerativa y funciona muy bien durante las primeras décadas de la vida. La gran pregunta sería ¿por qué estos procesos empiezan a fallar con la edad?

Y la respuesta, como siempre, está en la selección natural.

Selección natural y longevidad

Los antiguos griegos veían la muerte como algo predeterminado, una forma en la que lo viejo dejaba lugar a lo nuevo, el sacrificio de unas generaciones por las siguientes. Aunque esta idea sigue viva y algunos expertos aseguran que la evolución no actúa solo sobre los individuos, sino también en lo que respecta a grupos, la mayoría de las teorías sobre el envejecimiento buscan la explicación en la unidad básica de información biológica: el gen.

La selección natural favorece los genes que ayudan a las especies a sobrevivir y a procrear, pero la vejez dificulta ambas acciones y la muerte las impide. ¿Por qué no ha eliminado entonces la evolución los factores que contribuyen al envejecimiento?

Para responder esta pregunta fundamental, debemos entender que la selección natural actúa con fuerza hasta el final de la edad fértil. Cualquier mutación que ayudara a una especie a procrear más se extendería con rapidez en las siguientes generaciones. Pero una vez que los genes han tenido la oportunidad de replicarse, la acción de la selección natural se debilita. Los genes son egoístas y ven a los individuos como meros vehículos para continuar su marcha hacia el futuro. Los genes son los reyes, nosotros solo sus sirvientes. Si un individuo ya no puede procrear, deja de resultarle interesante a la selección natural.

Dicho esto, es evidente que los individuos más longevos tendrían más tiempo para reproducirse y crear más copias de sus genes. Por tanto, las mutaciones que hicieran a un animal vivir más tenderían también a extenderse. Y, en efecto, esto es lo que vemos, pero de manera muy variable según la capacidad de cada animal de evitar una muerte prematura por causas externas.

Los animales con muchos depredadores naturales se ven obligados a priorizar el presente, a invertir más recursos en sobrevivir y reproducirse ahora que en regenerarse para un mañana improbable. Por tanto, maduran rápido y envejecen pronto. Al tener una mortalidad alta por factores externos, las posibles mutaciones que retrasasen el envejecimiento no llegarían nunca a manifestarse.

Si eres un ratón de campo, tu probabilidad de vivir muchos años en un entorno salvaje es baja. Cada día te arriesgas a convertirte en comida de pájaros y serpientes. Cualquier mutación que te ayudase a reproducirte pronto sería clave para propagar tus genes, y la selección natural la potenciaría. Por el contrario, las mutaciones que te ayudasen a vivir más no llegarían a expresarse. Dado que algún depredador te comería antes de que resultasen útiles, esas mutaciones serían invisibles para la selección natural.

Además, las mutaciones que ayudan a vivir más no son gratis, tienen un coste energético. Aumentar la capacidad de regeneración o la activación del sistema inmunitario supone un esfuerzo seguro a corto plazo a cambio de un beneficio incierto a largo plazo. Y para la mayoría de los ratones salvajes el largo plazo no existe. En estos animales prosperaron, por tanto, las mutaciones que los ayudaban a reproducirse más rápido. Por eso, un ratón en cautiverio, con comida asegurada y libre de depredadores, tiene una vida promedio de tan solo dos o tres años.

Pero ¿qué pasaría si los ancestros de ese ratón hubieran tenido mejores estrategias para defenderse de sus depredadores? ¿Si hubieran tenido, por ejemplo, alas? Para responder esta pregunta, podemos estudiar el ejemplo de los murciélagos. Al ser capaces de volar tenían muchas menos amenazas que los ratones, y su vida promedio era más larga. Esto habría ofrecido a la selección natural la posibilidad de favorecer mutaciones que alargasen su longevidad, y fue precisamente eso lo que ocurrió. Un murciélago puede vivir 30 años, diez veces más que un ratón, a pesar de que tienen un tamaño similar.

En el caso de estos pequeños y peludos matusalenos, cualquier mutación que les permitiera defenderse mejor de daños en el ADN o lidiar mejor con células cancerígenas sí habría tenido oportunidad de expresarse durante el periodo de fertilidad. Y con más tiempo para procrear la siguiente generación heredaría esa mutación, que la haría un poco más longeva que la generación anterior. La repetición constante de este proceso, mutación a mutación, ha sido capaz de multiplicar su longevidad.

Esta idea no se aplica solo a los mamíferos, y vemos lo mismo en el caso de las aves. Poder volar reducía su mortalidad, y los animales como los loros o incluso las palomas viven muchos más años que otras aves que perdieron esa capacidad, como las gallinas o los pavos.

Otra herramienta de protección habría sido la posibilidad de vivir bajo tierra. En este caso podemos hablar de la rata topo desnuda. No tiene pelo y luce una piel arrugada. Es rosa, ciega y muy fea. Algunos opinan que parece un pene con dientes, pero compensa su escasa belleza siendo mucho más longeva. La protección que ofrecía vivir bajo tierra propició que muchos ancestros de las ratas topo desnudas superasen los primeros años de vida, lo que permitió a la selección natural encontrar nuevas formas de vivir más. Gracias a ello, estos pequeños animales pueden llegar a vivir hasta 30 años, diez veces más que otros roedores del mismo tamaño. Al ser capaces de sobrevivir hasta edades más avanzadas, la selección natural pudo actuar. Las dotó por ejemplo de mutaciones que reparan el ADN con más rapidez y reducen la inflamación, lo que se traduce en tasas muy bajas de cáncer.

Otro buen ejemplo sería uno de los animales más longevos, la tortuga gigante, capaz de vivir más de cien años. Su gran tamaño e impenetrable caparazón le permitieron dejar suficientes años a la selección natural para que desarrollara mutaciones que favorecieran su longevidad.

El animal más longevo registrado también contaba con un caparazón protector. Fue una almeja denominada Ming, ya que por su antigüedad debió de nacer cuando esta dinastía gobernaba China. Tras someterla a distintos análisis, se estimó que tenía 507 años. Por desgracia, los investigadores tuvieron que matarla para calcular su edad. Todo por la ciencia.

Una forma adicional de protección es tener un gran tamaño. Pocos animales se atreven a atacar a una ballena, y en 2007 se cazó una que tenía restos de un arpón de madera fabricado en 1880. Aunque se hubiera utilizado varios años después de su fabricación, implicaría que la ballena tenía más de 120 años en el momento de su muerte. Fue, por tanto, contemporánea del autor de *Moby Dick*, Herman Melville, que falleció en 1891.

Si la ballena es el animal más grande del océano, el elefante es el más grande en tierra firme, y también destaca por su longevidad. Puede vivir más de 70 años. En su caso, la selección natural lo dotó de más de veinte copias del gen *p53*, el llamado guardián del genoma, que lo protege casi por completo del cáncer. Los humanos tenemos una única copia de este gen.

En resumen, la selección natural ha descubierto multitud de formas distintas de retrasar la muerte, sobre todo en animales que disponían de estrategias efectivas para superar los primeros años de vida. Estos años adicionales ofrecían suficiente tiempo para inventar nuevas formas de seguir regenerando el cuerpo.

Es el efecto Mateo aplicado a la longevidad. Este efecto, tomado del Evangelio, nos dice que se da más a los que ya tienen. Es más fácil ganar dinero si ya tienes dinero, y es más fácil adquirir conocimientos nuevos si tienes ya conocimientos previos. En el caso de la longevidad, los animales que vivían un poco más podían aprovechar mutaciones que alargasen todavía más su vida, creando un círculo virtuoso que disparó las diferencias de longevidad entre animales inicialmente similares, como murciélagos y ratones.

Por el contrario, los animales a los que cazaban en sus primeros años o que sucumbían pronto a otros riesgos de su entorno no llegaban a aprovechar posibles mutaciones que extendieran su longevidad y, por tanto, cuando surgían estas mutaciones no se traspasaban a las siguientes generaciones. En estos animales se favorecían más las mutaciones que les permitían reproducirse muy jóvenes.

Esto explicaría la relación inversa que existe entre el inicio de la etapa fértil y la longevidad. Los animales más longevos suelen tardar más en ser capaces de procrear. Los animales que mueren antes están obligados a reproducirse a edades más tempranas. Es decir, la longevidad depende del reparto de energía entre la reproducción y la regeneración. Dado que los recursos son limitados, no se pueden maximizar ambos. La energía que se dedique a la reproducción no estará disponible para reparar daños que ayuden a vivir más.

Longevidad humana

Como animales que somos, todo lo anterior se nos aplica también a nosotros. Genéticamente somos muy similares a otros primates como los chimpancés, pero vivimos el doble que ellos.

Esto parecería desafiar la teoría anterior. Los humanos, como los chimpancés, carecemos de alas o caparazones. No vivimos protegidos bajo tierra ni tenemos un gran tamaño. ¿Cómo conseguimos sobrevivir suficiente para que la selección natural encontrara formas de hacernos vivir mucho más que otros primates? La respuesta reside en nuestra inteligencia.

En mi libro *Saludable Mente* explico cómo evolucionó nuestro portentoso cerebro, y a él le debemos también el aumento de nuestra longevidad. Mientras que las estrategias de protección de otros animales apenas han cambiado en millones de años (sus alas y sus caparazones son esencialmente los mismos que en el Paleolítico), nuestra inteligencia nos permitió desarrollar formas novedosas de encontrar alimento y protegernos de los elementos. De esta manera la selección natural pudo favorecer mutaciones que alargaron nuestra vida mucho más de lo que nuestra anatomía podría justificar.

Para terminar de explicar por qué envejecemos, debemos entender el concepto de pleitropía antagonista. A pesar del nombre complejo, es una idea sencilla. Pleitropía se refierc simplemente a que un mismo gen puede tener distintas funciones o efectos en un organismo. Y decimos que esta pleitropía es antagonista cuando un gen es beneficioso en la edad reproductiva, pero nos daña con el paso del tiempo.

Por ejemplo, una variante genética que aumentase la absorción de calcio podría proporcionarnos huesos más fuertes en la juventud, lo que reduciría las fracturas. Lo haría, sin embargo, a cambio de elevar el riesgo de calcificación de las arterias, que tardaría décadas en ser un problema.

Otro ejemplo sería el gen *APOE*, presente en los humanos en distintas variantes. Poseer alguna variante *e4* de este gen eleva el riesgo de alzhéimer, pero curiosamente habría representado una ventaja durante la edad fértil al mejorar, por ejemplo, la memoria visual y proteger contra infecciones.

La selección natural favorecía con fuerza las mutaciones que nos ayudaban a reproducirnos en la juventud, aunque trajeran problemas décadas más tarde. La acumulación de estas mutaciones, que se empiezan a manifestar cuando ya se debilita la selección natural, explican buena parte del envejecimiento.

En resumen, podríamos decir que el envejecimiento es un punto ciego evolutivo. La selección natural solo puede actuar sobre lo que ve, y los efectos perjudiciales de muchas mutaciones ocurren en la llamada sombra de la selección natural, donde ya tiene poco poder.

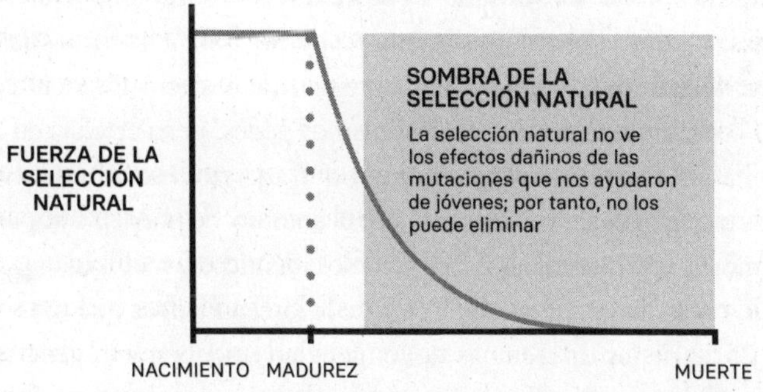

Ilustración 6: El envejecimiento se produce por la acumulación de mutaciones que se manifiestan más allá de la edad fértil.

La conclusión de todo lo anterior es que el envejecimiento no está programado. Es el resultado del efecto acumulado de infinidad de mutaciones que la selección natural no ha podido eliminar. Esta realidad tiene dos lecturas, una pesimista y otra optimista.

Empecemos por la pesimista. Si el envejecimiento estuviera programado en un «gen maestro», sería fácil detenerlo. Como veremos más adelante, disponemos ya de tecnología capaz de modificar genes humanos. Pero como el envejecimiento depende de muchísimos genes y mecanismos, detenerlo será un proceso largo y complejo.

Pasando a la visión optimista, no parece haber ninguna ley biológica que nos condene a envejecer y morir. Nuestra genética no tiene obsolescencia programada, no nacemos con una fecha de caducidad. El envejecimiento es el resultado de una pérdida de las capacidades de mantenimiento y regeneración, y estamos descubriendo formas de mejorar estas capacidades.

¿La longevidad es cuestión de genes o de hábitos?

Casi siempre que nos preguntamos si algo depende de los genes o de los hábitos, la respuesta es de ambos. Y el envejecimiento no es una excepción. La verdadera cuestión sería cuánto importa cada cosa, y para obtener una buena respuesta los científicos suelen aprovechar un curioso experimento natural: los gemelos idénticos. Al comparar personas con los mismos genes, pero criadas en familias diferentes, podemos estimar qué aspectos están más influidos por la biología y cuáles más por el entorno. Se pueden comparar también las diferencias entre gemelos idénticos y mellizos.

La conclusión final, en el caso de la longevidad, es que tan solo el 25 % de las diferencias de longevidad se deben a la genética, lo que deja un amplio margen a la influencia de nuestros hábitos y del entorno. De hecho, nuestra esperanza de vida es más similar a la de la persona con la que nos casamos que a la de nuestros hermanos. El motivo es que, en general, nuestros hábitos se parecen más a los de las personas con las que convivimos a diario que a los de nuestros hermanos.

Se cumple, por tanto, la regla general de que los genes lo condicionan casi todo, pero no determinan casi nada. Otra forma de verlo sería que los genes definen el potencial de longevidad, pero son tus hábitos y tu entorno los que determinarán si alcanzas o no ese potencial.

Como siempre, hay excepciones. Si hablamos de los centenarios, o personas que viven más de cien años, vemos que tienden a concentrarse en familias determinadas. Los centenarios son casi siempre hijos o hermanos de centenarios. Y en muchos casos estos centenarios no destacan por sus buenos hábitos. Crecieron en una época en la que fumar era lo normal y muchos lo han seguido haciendo hasta el final. Elizabeth Sullivan, una centenaria americana que murió con 106 años, comentó con ironía en una entrevista que todos los médicos que le habían recomendado que dejara de fumar estaban ya muertos. Jeanne Calment, la persona más longeva conocida, fumó durante más de cien años y no llevó una dieta ejemplar. Por este motivo tiene más sentido estudiar los genes de los centenarios que sus hábitos.

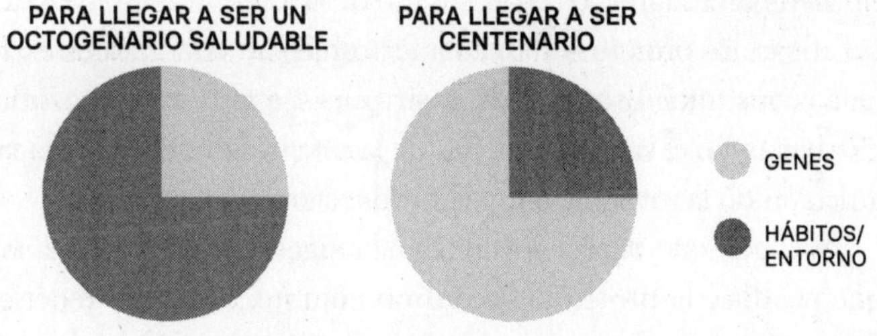

Ilustración 7: Para ser un octogenario saludable lo más importante son los hábitos. Para llegar a ser centenario lo más importante son los genes.

Además, los buenos hábitos pueden hacer que nuestros genes se expresen de manera más similar a los de los centenarios. Como era de esperar, los investigadores llevan décadas intentando averiguar qué genes influyen en la longevidad. Hemos visto que el envejecimiento no puede depender de unos pocos genes, porque, si así fuera, la selección natural ya habría encontrado las mutaciones adecuadas para vivir mucho más. Dicho esto, sí conocemos algunos genes que influyen sobre todo en nuestra longevidad, a pesar de que su impacto aislado total sea relativamente pequeño.

Varios de estos genes de la longevidad están ligados al sistema inmunitario. Tanto en animales como en humanos, los individuos de extraordinaria longevidad suelen tener sistemas inmunitarios efectivos a la hora de defenderlos, tanto de enemigos externos (por ejemplo, infecciones) como internos (por ejemplo, células cancerígenas).

Se están estudiando también genes que desempeñan un papel central en el metabolismo energético y en la señalización hormonal, como el *FOXO3*. Este gen influye en hormonas como la insulina y el factor de crecimiento insulínico tipo 1 (IGF-1), del que hablaremos más adelante, pero también regula la producción de células madre. Se ha visto que ciertas variantes del *FOXO3* están especialmente activas en centenarios.

Otros genes famosos en el mundo de la longevidad son los que codifican las proteínas llamadas sirtuinas, un conjunto de enzimas cuyos miembros van de la sirtuina 1 a la 6. Estas enzimas participan en el mantenimiento de la integridad del ADN, la regulación de la inflamación y la producción de energía.

Otro gen que parece influir en la longevidad es el *KLOTHO*, que produce la proteína del mismo nombre. Su nombre deriva de la diosa Klotho, que en la mitología griega hilaba las hebras de la vida. Esta proteína participa en la homeostasis del fosfato y del calcio, pero mitiga también citoquinas proinflamatorias como la IL-6 y la IL-8. Una producción mayor de esta proteína se asocia con mejor salud y mayor esperanza de vida.

Algunas variantes genéticas afectan a distintos procesos ligados al envejecimiento, mientras que otras elevan el riesgo de enfermedades concretas. Por ejemplo, hay tres variantes del gen *APOE*: *e2*, *e3* y *e4*. Heredamos una copia de nuestra madre y otra de nuestro padre, y dado que la variante *e3* es la más común, la mayoría de las personas son *e3/e3*. Aproximadamente el 25 % tiene una copia de *e3* y otra de *e4* (*e3/e4*), y un desafortunado 2 % tiene dos copias del gen *e4* (*e4/e4*). Esta combinación multiplica el riesgo de enfermedad coronaria y alzhéimer. Por el contrario, las personas con una o dos copias de la variante *e2* tienden a vivir más.

Podríamos ver muchos más ejemplos, pero no dejes que el conocimiento de algunos de estos genes te distraiga del mensaje principal: a la hora de vivir más, los hábitos importan más que los genes. Los genes proponen un borrador, pero nuestros hábitos escriben la versión definitiva del libro de la vida.

Zonas azules: ¿mito o realidad?

Las llamadas zonas azules son espacios geográficos que concentran a un porcentaje elevado de centenarios. Actualmente se reconocen Okinawa en Japón, Cerdeña en Italia, Icaria en Grecia, Loma Linda en California y la península de Nicoya en Costa Rica. Tras analizar el estilo de vida predominante en estas zonas, los investigadores propusieron nueve hábitos que explicarían la longevidad de sus habitantes:

1. Moverse naturalmente.
2. Tener un propósito de vida.
3. Saber gestionar el estrés.
4. Comer según la regla del 80 %, es decir, parar cuando te sientas satisfecho, sin llegar a sentirte lleno.
5. Seguir una dieta rica en verduras.
6. Beber vino con moderación.
7. Mantener lazos sociales fuertes.
8. Priorizar la familia.
9. Tener un sentimiento de pertenencia.

Todas estas recomendaciones, con la posible excepción de beber vino con moderación, están claramente respaldadas por la ciencia y profundizaremos en ellas. Lo que está menos claro es que estos comportamientos expliquen las altas tasas de centenarios.

Para empezar, no parece casualidad que tres de las cinco zonas azules sean islas, donde el aislamiento suele generar mayor concentración genética. De hecho, estudios más recientes en Cerdeña o Icaria muestran que estos centenarios tampoco se distribuyen de manera homogénea por ese territorio, sino que tienden a agruparse en zonas concretas. Algunos pueblos de Cerdeña o Icaria concentran muchas más personas centenarias que pueblos próximos con el mismo clima y los mismos hábitos. En estos casos, es mucho más probable que la longevidad proceda de haber ganado la lotería genética.

Por otra parte, una publicación reciente encontró una correlación inversa entre el número de centenarios registrados en distintas zonas geográficas y la calidad de los registros públicos. Paradójicamente, los centenarios se concentraban en zonas pobres como Cerdeña y Okinawa, notorias por la poca fiabilidad de sus registros.

De hecho, se ha reportado en muchos casos que al implantar mejores registros de nacimiento el número de centenarios cae en picado. El motivo no es que los buenos registros públicos acorten la vida, por suerte, sino que muchos supuestos centenarios eran personas que, o bien no recordaban realmente su edad, o que sencillamente mentían.

En muchas de estas áreas la longevidad confiere estatus social. Además, puede haber un incentivo económico. Por ejemplo, las autoridades japonesas ofrecían recompensas especiales a los centenarios. En 2010, al actualizar los registros de sus pensionistas, se dieron cuenta de que pagaban pensiones a más de doscientos mil centenarios que habían muerto hacía tiempo, muchos de ellos antes de que hubieran cumplido realmente 100 años. En algunos casos sería por descuido y en otros muchos por interés, ya que las familias que no informaban de la muerte de sus parientes seguían cobrando la recompensa.

Esto no quiere decir que no existan aspectos culturales o geográficos que expliquen algunos de los beneficios de las zonas azules, desde luego, pero debemos tener cuidado a la hora de crear narrativas simplistas a partir de unas pocas observaciones.

4

Los engranajes del envejecimiento

«El envejecimiento
no es una batalla,
es una masacre».

Philip Roth

En el capítulo anterior explicamos las causas últimas del envejecimiento, el porqué de este proceso. Como vimos, envejecemos porque la selección natural no puede eliminar las mutaciones genéticas que se producen mucho más allá del inicio de la edad fértil. Sin embargo, más interesante que saber por qué envejecemos es entender cómo lo hacemos. Únicamente de esta manera dispondremos de herramientas para ralentizar o incluso revertir el proceso.

En este sentido, hay también diversidad de opiniones y teorías sobre los mecanismos que contribuyen al envejecimiento, pero la más popular es la recogida en el artículo científico titulado «The hallmarks of aging». Podría traducirse como «las claves del envejecimiento», y su autor principal es el investigador español Carlos López-Otín. El artículo original, del 2013, recogía nueve claves, y en 2022 se actualizó con varias claves adicionales, como disbiosis de la microbiota e inflamación.

No necesitas conocer los detalles de cada una de estas claves, pero un recorrido breve por las principales te ayudará a entender mejor las recomendaciones que haremos en el resto del libro. Es el momento de adentrarnos en las causas moleculares del envejecimiento.

Inestabilidad genómica

El ADN, o ácido desoxirribonucleico, es el lenguaje de la vida. Contiene las instrucciones genéticas exactas para producir todas las proteínas que el cuerpo utiliza. Si necesitas nuevas hormonas, enzimas, anticuerpos o receptores, el cuerpo acude al ADN para obtener su receta.

Por su enorme importancia, las células hacen todo lo posible por proteger este ADN. Para empezar, lo organizan en cromosomas, lo que le otorga más estabilidad. Cada cromosoma almacena miles de genes, y el conjunto de toda esta información se denomina genoma.

Como medida de protección adicional, este genoma se almacena en el núcleo de las células, una especie de búnker biológico diseñado para proteger la fórmula de la vida. Por desgracia, y a pesar de todas estas medidas de protección, las células humanas sufren miles de daños genómicos a diario, tanto por factores internos como externos.

Entre los agresores internos destaca la propia división celular. Este complejo proceso requiere crear una nueva copia del ADN desde cero y no está exento de riesgos. Las copias no siempre son perfectas y, aunque existen mecanismos de corrección de errores, algunos pasan desapercibidos. Un error en esta división puede resultar en células disfuncionales o incluso cancerígenas. El metabolismo natural de las células también genera compuestos que dañan el ADN, como los radicales libres. Aunque estos compuestos desempeñan un papel importante en nuestra biología, y después hablaremos de ellos, un exceso de radicales libres puede degradar nuestro ADN.

Los agresores externos incluyen agentes químicos, como el tabaco, y distintos tipos de radiación, entre otros muchos factores que dañan el ADN.

Por suerte, contamos con mecanismos que reparan estos daños a nuestros genes, pero la capacidad de reparación se reduce al envejecer. Con el paso de los años se acumulan mutaciones y el genoma se vuelve más inestable. Este deterioro progresivo del ADN es una causa de envejecimiento importante.

Acortamiento de los telómeros

Durante mucho tiempo se creyó que las células humanas en cultivo eran inmortales y podían dividirse indefinidamente. Pero a principios de los años sesenta, un biólogo poco conocido, Leonard Hayflick, no conseguía mantener con vida las células humanas de su laboratorio. Al principio pensó que era un mal cuidador, pero por muy bien que Hayflick tratara sus células, el problema se repetía. Las células se dividían un número determinado de veces y después morían.

Si congelaba las células después de una serie de divisiones y las devolvía de nuevo a la vida, estas seguían dividiéndose, pero al llegar a un número similar al anterior, también morían. De alguna manera las células recordaban las divisiones realizadas antes de la hibernación. Hayflick llegó a la conclusión de que cada célula tenía una especie de contador de divisiones, un reloj interno que le decía cuándo morir.

Cuando publicó su hallazgo fue muy criticado, incluso ridiculizado, por la comunidad científica. El dogma de la inmortalidad celular estaba muy arraigado y fue necesaria una década para que su descubrimiento tuviera reconocimiento. Las células humanas no son inmortales y solo se dividen un número determinado de veces. En honor de Leonard, se denomina límite de Hayflick a este número máximo de divisiones celulares.

En los años setenta se descubrió que la causa de este límite está en los telómeros, una especie de reloj de arena celular. Estos telómeros no son más que una secuencia de ADN especial situada en los extremos de los cromosomas. Protegen la integridad del ADN celular, de manera similar a como los herretes de plástico al final de los cordones de los zapatos evitan que se deshilachen.

Por una limitación en la maquinaria de duplicación celular, estos telómeros se acortan un poco en cada división. Dado que el ADN de los telómeros no codifica ningún gen, este acortamiento no interfiere con el correcto funcionamiento de las nuevas células. Sin embargo, cuando los telómeros se acortan por debajo de cierto umbral, la célula ya no puede dividirse más, de ahí el límite que observó Hayflick.

¿Y no se podrían alargar los telómeros para que las células se siguieran replicando? Sí, y es algo que ocurre en muchas células, gracias a una enzima denominada telomerasa. Esta enzima es capaz de regenerar los telómeros añadiendo nuevos pares de bases al final del cromosoma. Sería el equivalente a retrasar un poco el reloj celular permitiendo divisiones adicionales.

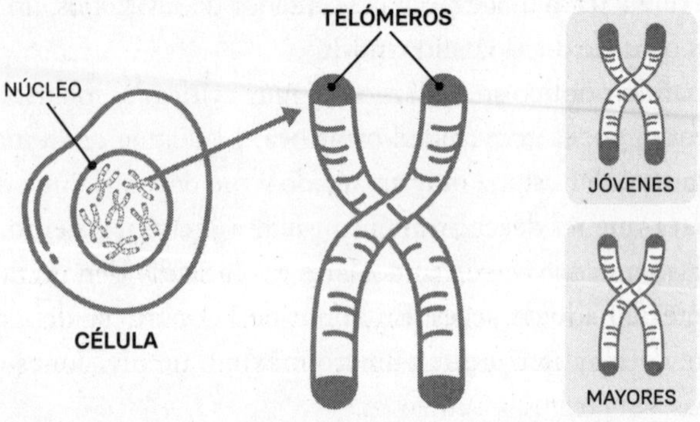

Ilustración 8: Los telómeros son una especie de contador de divisiones celulares, y su acortamiento se asocia a más envejecimiento.

La telomerasa está especialmente activa durante el periodo embrionario, donde pasamos de una célula inicial a varios billones en cuestión de meses. Una vez que nos hemos desarrollado, la mayoría de las células silencian el gen que produce telomerasa. Y lo hacen por un buen motivo.

Hay un tipo de células especiales que destacan por sus largos telómeros y su gran activación de telomerasa. Esto las hace casi inmortales, y las llamamos cáncer. Las células cancerígenas son problemáticas porque no envejecen y se dividen constantemente. De hecho, una de las muchas líneas de investigación contra el cáncer busca inhibir su producción de telomerasa. Esta es la paradoja: el déficit de telomerasa contribuye al envejecimiento, pero un exceso aumenta el riesgo de cáncer.

Hay una relación directa entre tener telómeros cortos y más riesgo de enfermedad coronaria, de cáncer y de mortalidad general. Pero ¿se acortan los telómeros porque envejecemos o envejecemos porque se acortan los telómeros? Al parecer, ambas cosas son ciertas. Por un lado, el acortamiento telomérico es una simple consecuencia del daño acumulado con los años. Por otro lado, los estudios en ratones han demostrado que activar la telomerasa de manera muy controlada renueva, por ejemplo, el tejido cardiaco y aumenta la supervivencia tras un infarto.

Quizá en unas décadas podamos refinar esta tecnología y aplicarla en humanos de manera selectiva, alargando la vida de nuestras células sin elevar el riesgo de cáncer. De momento, en este libro veremos otros mecanismos probados para cuidar tus telómeros, sin efectos secundarios.

Alteraciones epigenéticas

Como hemos explicado, todas las células tienen el mismo ADN, y es la epigenética la encargada de definir qué genes se expresan y cuáles se silencian. De esta manera, unas células se convierten en neuronas y otras en linfocitos.

El gran artista Miguel Ángel dijo que esculpir a David fue sencillo, porque solo tuvo que eliminar del bloque de mármol todo lo que no fuera parte de David. De la misma manera, la epigenética crea una neurona silenciando todos los genes que no sean de una neurona, y lo mismo con otros tipos de célula.

La epigenética lo consigue empleando varios mecanismos, y la metilación es el más conocido. Este proceso añade o elimina ciertas estructuras químicas en puntos concretos del ADN indicando a la célula qué genes debe utilizar y cuáles ignorar. En resumen, la epigenética define la partitura que la célula debe tocar.

Cuando hablamos de los relojes epigenéticos vimos que, con el tiempo, estas partituras se van borrando, tanto por agresiones internas como externas. Genes que deberían estar silenciados se expresan, y genes que deberían estar activos se apagan. El resultado es la pérdida de la identidad de la célula, lo que dificulta su correcto funcionamiento.

En efecto, se observa que individuos que han sufrido más cambios epigenéticos tienen más riesgo de enfermar. Si la partitura de la música celular se daña, su melodía se convierte en una cacofonía.

Por suerte, los hábitos que detalla este libro mantendrán las partituras de tus células más legibles durante más tiempo. Veremos, además, que las nuevas terapias permiten ya revertir los cambios epigenéticos de las células retrasando su reloj epigenético.

Pérdida de la proteostasis

Aunque el ADN se lleva casi toda la gloria, las proteínas que este ADN codifica son las verdaderas trabajadoras. Estas proteínas no tienen solo un papel estructural en los músculos, órganos y huesos, sino que cumplen infinidad de funciones en el cuerpo. Las enzimas que facilitan las reacciones químicas son proteínas, al igual que muchas hormonas y sus receptores. Existen también muchas proteínas transportadoras, como la albúmina, la hemoglobina o distintas lipoproteínas.

A partir de un conjunto de aminoácidos, y siguiendo las instrucciones del ADN correspondiente, las células sintetizan las proteínas que necesitan. Cada proteína tiene una estructura tridimensional específica que define su función; por tanto, el proceso de fabricación de proteínas implica doblarlas para darles la forma adecuada. Todo esto ocurre en los ribosomas, las fábricas de proteínas de las células.

Podríamos decir que estas proteínas son las herramientas que nuestro cuerpo necesita en cada momento, de ahí que este proceso sea tan dinámico. Mientras lees este libro, tus células están fabricando proteínas. Nuestras fábricas de proteínas celulares son fascinantes, pero no son infalibles. Como sucede en cualquier proceso de fabricación, algunas piezas no adquieren la forma perfecta y es preciso reciclarlas.

La gestión de todo el ciclo de vida de las proteínas se denomina proteostasis, y su funcionamiento deficiente contribuye de manera directa al envejecimiento.

Con la edad se producen más defectos en el proceso de fabricación y se reduce la capacidad de reciclaje. El resultado es un daño doble. Por un lado, las proteínas nuevas no están tan bien dobladas como antes y tienen más problemas para ejecutar su función. Además, la fábrica pierde capacidad de reciclaje, por lo que se acumulan más proteínas dañadas que van interfiriendo en el correcto funcionamiento de las células.

Las enfermedades como el alzhéimer están ligadas a la acumulación de proteínas dañadas en el cerebro, y activar la autofagia podría ser una forma de prevenir o revertir este tipo de trastornos.

AUTOFAGIA: RECICLANDO LA BASURA CELULAR

Si no sacases la basura durante semanas, tu casa sería inhabitable. Y lo mismo ocurriría en tus células si se acumulara en ellas mucha basura metabólica. Para evitarlo, contamos con un proceso denominado autofagia. Autofagia significa, literalmente, «comerse a uno mismo». Aunque suena a enfermedad terrible, en realidad es un proceso vital.

A través de la autofagia las células capturan proteínas dañadas, patógenos y otros componentes disfuncionales, y los envuelven en bolsas de basura microscópicas llamadas autofagosomas. Estas estructuras se llevan después a unos orgánulos especiales de las células denominados lisosomas, que serían las verdaderas plantas de reciclaje.

Los lisosomas producen enzimas que degradan el material dañado y extraen sus componentes básicos, que como piezas de lego pueden usarse ahora para construir moléculas nuevas. Lo viejo da paso a lo nuevo gracias a la autofagia.

Algunos de los mamíferos que destacan por su longevidad, como el murciélago y la rata topo desnuda, tienen una autofagia especialmente elevada, lo que parece contribuir a su lento envejecimiento.

De hecho, una actualización reciente de las claves del envejecimiento incorpora la degradación de la autofagia como una nueva causa independiente del envejecimiento.

Disfunción mitocondrial

Las mitocondrias son las centrales energéticas de nuestras células y producen gran parte de la energía que nos mantiene con vida. La historia de las mitocondrias es fascinante. En un principio eran organismos independientes, que destacaban por su capacidad de producir energía usando oxígeno. Hasta hace unos tres mil millones de años las células que habitaban el planeta eran sobre todo anaeróbicas y obtenían energía sin necesidad de oxígeno.

Había también una gran cantidad de cianobacterias, que al realizar la fotosíntesis liberaban oxígeno. Esto elevó el oxígeno atmosférico hasta niveles que nunca habían existido en la Tierra, lo que produjo la extinción de muchos tipos de organismos. Pero, como siempre, la desgracia de unos es la fortuna de otros, y en este nuevo entorno prosperaron las mitocondrias.

Algunos cientos de millones de años después, alguna célula solitaria absorbió una mitocondria y la relación resultó mutuamente beneficiosa: la mitocondria producía energía para la célula y la célula se encargaba de ofrecer protección y de atender el resto de las tareas cotidianas. Con el tiempo, la separación entre célula y mitocondria se difuminó. La mitocondria, liberada de sus otras tareas mundanas, traspasó gran parte de su material genético al núcleo de la célula que la hospedaba y se quedó con el ADN esencial para encargarse de sus funciones vitales.

De estas, la más importante es la producción de energía, pero no es la única. Las mitocondrias participan también en la homeostasis del calcio, la regulación del sistema inmunitario y la apoptosis o muerte celular programada. Por todo ello, las mitocondrias desempeñan un papel central en nuestra salud.

Por desgracia, el estilo de vida moderno, y sobre todo el sedentarismo, daña las mitocondrias, y si las centrales energéticas no funcionan bien, es lógico pensar que la salud se degradará.

La disfunción mitocondrial se relaciona con la mayoría de las enfermedades crónicas conocidas y contribuye directamente al envejecimiento prematuro. Las mitocondrias disfuncionales no solo producen menos energía, sino que generan más radicales libres de los que somos capaces de neutralizar.

Percepción inadecuada de los nutrientes

La vida necesita energía, y la energía viene de la comida. Por este motivo, las primeras células que surgieron en el planeta disponían ya de mecanismos básicos para percibir abundancia o escasez de nutrientes. Si había bastantes nutrientes, crecían y se dividían. Si no, ahorraban y reciclaban.

En nuestro caso tenemos versiones avanzadas de esos sensores básicos, que denominamos mTOR y AMPK. La vía mTOR se activa cuando abunda la energía, y es responsable de procesos tan importantes como la regeneración de tejidos y el desarrollo de masa muscular. La ruta AMPK, por el contrario, se activa cuando la célula detecta energía baja, lo que dispara procesos de reciclaje (como la autofagia) y promueve la formación de nuevas mitocondrias.

Igual que un coche necesita acelerador y frenos, nuestras células necesitan mTOR y AMPK. Sin mTOR no podríamos regenerar los tejidos ni sintetizar proteína. Sin AMPK no podríamos reciclar la basurilla celular que se acumula con la edad. Por tanto, mTOR y AMPK son necesarios, y nuestra salud depende del equilibrio entre ambos. Sin embargo, la abundancia del mundo moderno produce una sobreactivación de mTOR, fruto sobre todo de un exceso de calorías y de la baja exposición a los estresores, de los que hablaremos más adelante.

Estas vías metabólicas no se activan de manera global en el cuerpo, sino que actúan de forma específica en cada tejido. Veremos, por ejemplo, que uno de los beneficios del ejercicio es su capacidad de activar cada una en el lugar adecuado: estimula mTOR en el músculo, pero activa AMPK en las células grasas y hepáticas.

Pero, como regla general, todo lo que suponga ingesta de energía activa la vía mTOR, en especial determinados aminoácidos, como la leucina y las hormonas anabólicas, por ejemplo la insulina o el factor de crecimiento insulínico tipo 1 (IGF-1). Por el contrario, los estresores celulares como la restricción calórica, la hipoxia o la exposición al frío activan la AMPK.

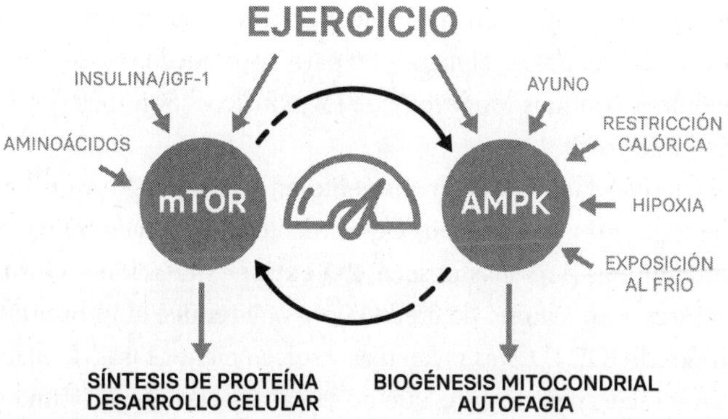

Ilustración 9: Tanto la vía mTOR como la AMPK son necesarias para la vida, y nuestra salud depende de su equilibrio.

Dado que existe una relación inversa entre crecimiento y longevidad, podríamos pensar que mucha activación de mTOR acorta la vida y, en efecto, esto es lo que se observa en la mayoría de los animales estudiados.

Aunque vimos que las especies de mayor tamaño tienden a vivir más, dentro de cada especie la relación es justo la opuesta. Tenemos ejemplos claros en los perros o los caballos. Mientras que un chihuahua puede vivir más de 20 años, un gran danés rara vez llegará a los 10. De la misma manera, el poni es el caballo con mayor esperanza de vida.

Y lo mismo parece ocurrir en humanos. De media, las personas altas viven menos que las bajas. El motivo sería que una mayor altura suele estar causada por una mayor activación de factores de crecimiento durante más tiempo, como IGF-1. La mujer más longeva conocida, Jeanne Calment, vivió 122 años y solo medía 150 cm. Casi con la misma edad murió Sara Knauss, la tercera persona más longeva, que medía 140 cm. Los hombres más longevos tampoco triunfarían en el baloncesto, pues son casi siempre más bajos que la media. Algunos expertos opinan que esto podría explicar, al menos en parte, por qué los países mediterráneos son más longevos que los nórdicos. Son más pobres, pero más bajos.

Inactivar factores de crecimiento en ratones o gusanos hace que vivan más. No tenemos experimentos directos en humanos, pero algunas personas poseen una extraña mutación en los receptores de hormona de crecimiento que reduce al mínimo sus niveles de IGF-1. Estas viven más y sufren menos tasas de diabetes y cáncer, pero seguro que no te cambiarías por ninguna de ellas. Este trastorno, llamado síndrome de Laron, produce enanismo, anomalías faciales y obesidad troncal. Si eres alto, tampoco te preocupes demasiado. Los estudios hablan de promedios, no de reglas universales, y la relación es débil. Los hábitos contribuyen mucho más a la longevidad que la altura.

Senescencia celular

Las células vigilan su estado constantemente. Si detectan algún daño poco usual, como una mutación o una infección, activan el proceso de suicidio celular, llamado apoptosis. Este comportamiento altruista evita que la célula se vuelva cancerígena o que una infección se propague. Algo similar ocurriría si la célula alcanzara su límite de Hayflick y sus cortos telómeros ya no le permitieran dividirse más.

En algunos casos, sin embargo, las células no mueren enseguida, sino que pasan a un estado llamado senescente. Estás células senescentes no están vivas de verdad, pero tampoco muertas. En su estado zombi siguen parasitando recursos y produciendo compuestos que contribuyen a la inflamación crónica de bajo grado, de la que hablaremos en breve. Interfieren además con el buen funcionamiento del tejido que las rodea y contribuyen a que las células de su entorno se vuelvan también senescentes. Son las manzanas podridas que dañan a las que las rodean.

Al trasplantar células senescentes de ratones viejos en ratones jóvenes empeora la salud de estos últimos y mueren antes. Y al revés, eliminar células senescentes de manera selectiva en ratones de edad avanzada mitiga los síntomas del envejecimiento.

¿Por qué la evolución no desarrolló mecanismos más eficientes para eliminar de forma directa las células senescentes y evitar este apocalipsis zombi que nos envejece? Porque a corto plazo detenerlas requiere menos esfuerzo que eliminarlas, y no suponen un riesgo inmediato. Es un buen ejemplo del concepto de pleitropía antagonista que explicamos antes. La misma estrategia que nos ayuda en la juventud nos daña en la vejez. Evitar tumores con poco esfuerzo deteniendo a estas células nos ayuda durante la edad fértil, porque nos permite dedicar más recursos a las tareas de crecimiento y procreación. Pero al no invertir más esfuerzo en eliminarlas para siempre nos terminan dañando décadas después. Este daño, sin embargo, ocurre a largo plazo, y caería bajo la sombra de la selección natural.

Estamos lejos de entender cómo evitar la producción de estos zombis en el proceso de división celular, pero hemos progresado en la capacidad de eliminarlos. Se están investigando, por ejemplo, distintos compuestos, llamados senolíticos, capaces de eliminar estos muertos vivientes. De hecho, algunos de ellos están en los alimentos que ingerimos, como la quercetina o la fisetina. Veremos más adelante dónde podemos encontrarlos.

Agotamiento de las células madre

La mayoría de las células del cuerpo desempeñan una función muy concreta. Las neuronas se especializan en hacer unas cosas y las fibras musculares otras. Las células de los ojos tienen un trabajo muy distinto al de las células del intestino. Pero además cada órgano posee un pequeño número de células no especializadas, llamadas células madre, que pueden convertirse en cualquier tipo de célula que ese órgano requiera.

Estas células madre tienen poderes especiales. Son capaces de dar vida a las distintas células que nuestro cuerpo necesita. Pero, como ocurre con los superhéroes, hay varios niveles de poderes.

Las células madre más poderosas son las llamadas embrionarias o totipotentes, porque pueden convertirse en casi cualquier tipo de célula. Como indica su nombre, solo están presentes mientras se desarrolla el embrión. Después se convierten en células madre adultas, cuyo poder se limita a crear células de un tipo específico de tejido.

Estas células progenitoras, o células madre, son la materia prima del cuerpo. Representan la reserva que permite reemplazar las células especializadas cuando se dañan o ya no pueden seguir dividiéndose (por el límite de Hayflick). Todos los tejidos del cuerpo están en renovación constante y usan poco a poco esta reserva para regenerarse.

Aunque las células madre pueden dividirse antes de diferenciarse, esta capacidad es limitada. Son además vulnerables a todas las claves del envejecimiento que estamos explorando, como inestabilidad genómica, alteraciones epigenéticas o acortamiento de los telómeros. Con el tiempo, las células progenitoras se agotan y los procesos regenerativos se ralentizan.

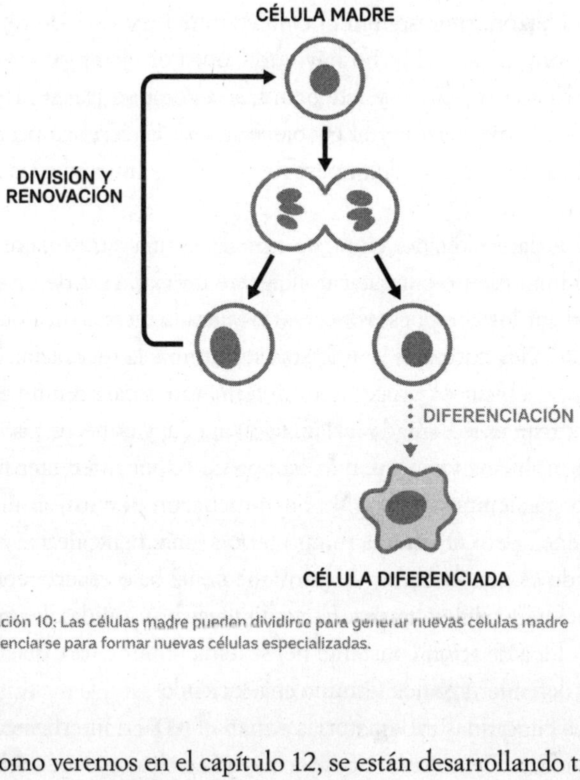

Ilustración 10: Las células madre pueden dividirse para generar nuevas células madre y diferenciarse para formar nuevas células especializadas.

Como veremos en el capítulo 12, se están desarrollando tratamientos para implantar nuevas células madre, una de las grandes promesas de la medicina regenerativa.

Inflamación de bajo grado

La inflamación es una respuesta de nuestro organismo ante un daño: un tobillo torcido, una quemadura, una infección… Los síntomas que asociamos a la inflamación, como enrojecimiento o hinchazón, representan el comienzo del proceso de reparación. Sin inflamación no hay curación. Por ejemplo, se envía más riego sanguíneo y leucocitos a la zona en riesgo, lo que explica la hinchazón y el enrojecimiento. El cerebro produce además sensación de dolor para limitar el movimiento en la zona dañada.

La inflamación, por tanto, no es mala; es una estrategia del sistema inmunitario para atacar al agente invasor, cuando existe, y movilizar los compuestos necesarios para la reconstrucción. En condiciones normales la amenaza se elimina, la reparación finaliza y se activan los procesos antiinflamatorios para minimizar el daño. Esta es la llamada inflamación aguda, y es necesaria.

El problema viene cuando este proceso, por diferentes motivos, está siempre activo. No hay hinchazón ni enrojecimiento aparente, pero el sistema inmunitario se mantiene alerta. El resultado es una inflamación permanente de bajo grado, crónica, silenciosa y muy peligrosa. Es como tener una herida que nunca cura. La activación constante del sistema inmunitario, diseñado para defendernos, nos termina envejeciendo.

Las citoquinas inflamatorias dañan el ADN e interfieren con el funcionamiento correcto de la mayoría de los órganos y tejidos, incluyendo el propio sistema inmunitario. Esta inflamación llega también al cerebro, donde eleva el riesgo de depresión y enfermedades neurodegenerativas.

El concepto de *inflammaging* se refiere precisamente al efecto directo que tiene la inflamación en casi todas las claves del envejecimiento. ¿Qué factores contribuyen a esta inflamación sistémica? Muchos. Uno cada vez más común es el sobrepeso. Cuando las células grasas se llenan empiezan a enviar señales de alarma en forma de citoquinas inflamatorias. Los desequilibrios en la microbiota o el llamado intestino permeable también ponen en alerta al sistema inmunitario. Por último, podríamos mencionar el estrés crónico. Los periodos prolongados de estrés emocional aceleran el envejecimiento por distintas vías, una muy relevante es el aumento de la inflamación.

Comunicación intercelular alterada

Nuestra salud depende de la coordinación permanente entre los billones de células que nos forman, la cual se lleva a cabo a través de distintos medios de comunicación, como neurotransmisores, hormonas o citoquinas.

Si en un país empiezan a fallar las comunicaciones y las carreteras, pronto habrá desorganización y caos social. Y algo similar ocurre en nuestro cuerpo con el envejecimiento. Por ejemplo, la inflamación crónica produce citoquinas que confunden al resto de las células, lo que altera su funcionamiento. El sistema inmunitario pierde la capacidad de identificar a nuestros enemigos y de hecho puede confundirse y terminar dañando nuestros propios tejidos. Por eso las enfermedades autoinmunes se incrementan con la edad.

Al envejecer se reduce, además, la capacidad de producir determinadas hormonas y sus receptores, lo que dificulta las comunicaciones entre órganos lejanos. Por ejemplo, hormonas como la insulina y el glucagón regulan los niveles de glucosa en sangre, y la falta de comunicación entre estas hormonas contribuye a la resistencia a la insulina que se produce con la edad.

Asimismo, nuestro cuerpo tiene relojes internos para coordinar todos sus procesos. Cuenta, en realidad, con un reloj central y múltiples relojes periféricos. Todos ellos se sincronizan gracias a estímulos externos, y el más importante es la luz natural. Pasar el día en espacios interiores, con poca exposición a luz natural, y exponerse a luces artificiales por la noche dificulta la sincronización de nuestros relojes, lo que produce desregulación circadiana. El envejecimiento altera además los genes encargados de sincronizar nuestros relojes biológicos y el resultado es una descoordinación sistémica que invita al caos y a la enfermedad.

Por último, nuestra salud depende también de mantener una buena comunicación con la microbiota, que tiene incluso conexión directa con el cerebro a través del llamado eje intestino-cerebro. Profundizo en este aspecto en mi libro *Saludable Mente.*

Todo está conectado

Aunque las claves del envejecimiento son independientes, están todas conectadas. Los investigadores las ordenan además en una jerarquía de tres niveles.

En el primer nivel estarían las llamadas causas primarias, desencadenantes directas del proceso de envejecimiento. Aquí se incluyen la inestabilidad genómica, el acortamiento de los telómeros, las alteraciones epigenéticas y la pérdida de la proteostasis.

En el segundo nivel estarían las llamadas causas antagonistas, que serían intentos del cuerpo por defenderse de los daños de las anteriores. Por ejemplo, las células se vuelven senescentes cuando se dañan para evitar seguir replicándose. O la inflamación crónica, que trata de curar los pequeños desperfectos que se van acumulando en nuestro cuerpo. Aunque su efecto es positivo a corto plazo, terminan amplificando el envejecimiento con el tiempo.

Las causas del tercer nivel se denominan factores integradores y ocurren cuando los daños producidos por las causas anteriores no pueden repararse. Aquí estarían, por ejemplo, el agotamiento de las células madre y las alteraciones de la comunicación intercelular.

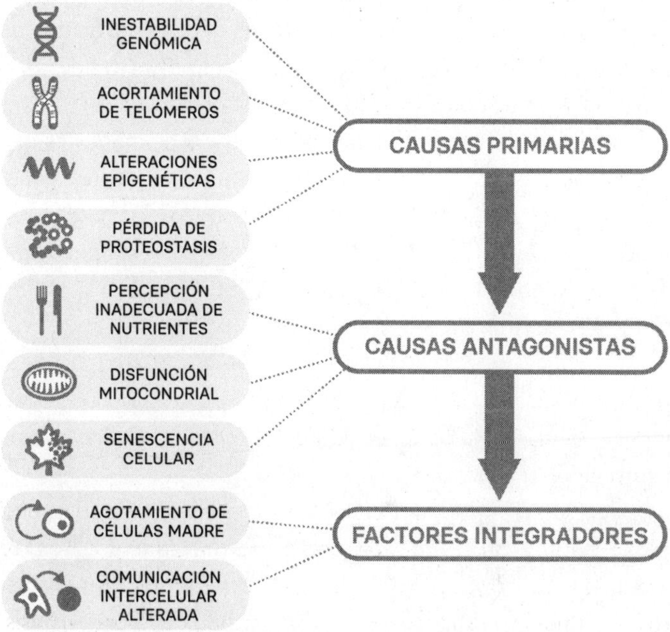

Ilustración 11: Las claves del envejecimiento están conectadas, no son independientes.

Ya está bien de teoría. Una vez conocidas las claves del envejecimiento, es el momento de empezar a actuar sobre ellas para vivir más y mejor.

5

Hormesis: lo que no te mata… te hace vivir más

«Ningún árbol crece fuerte si no lo asaltan continuos vientos. Los árboles más débiles crecen en los valles soleados».

Séneca

A finales de los años ochenta se levantó en el desierto de Arizona el mayor ecosistema cerrado jamás construido, denominado Biosfera 2. Era una enorme estructura hermética y acristalada, de más de una hectárea, construida para estudiar los ecosistemas y evaluar la viabilidad de las biosferas cerradas en la colonización espacial.

En este entorno protegido, los investigadores observaron que los árboles crecían más rápido que en sus hábitats originales, pero al poco tiempo se doblaban y se desmoronaban. ¿El motivo? **La ausencia de viento**.

Nadie había pensado que el viento fuera un estrés necesario para el desarrollo normal de los árboles. Sin viento terminan debilitándose y colapsando. La adversidad aumenta su longevidad.

Por desgracia, el mundo moderno tiene un efecto sobre nuestro cuerpo similar al que Biosfera 2 ejerció sobre esos árboles. Por un lado, nos protege de los elementos y de los riesgos que tradicionalmente nos mataban cuando éramos todavía jóvenes: depredadores, accidentes, infecciones... Pero, por otro lado, elimina las pequeñas adversidades a las que el entorno nos exponía. Esto nos debilita y acorta nuestra vida.

Para vivir más debemos conocer, y aplicar, el concepto de hormesis.

Hormesis

Hugo Schulz era un farmacéutico alemán que a finales del siglo XIX descubrió un fenómeno biológico muy curioso. Al exponer diversos microorganismos a pequeñas dosis de compuestos tóxicos, no solo no morían, sino que se fortalecían. Crecían más rápido y se reproducían con más intensidad. Al aumentar la dosis del compuesto tóxico, el efecto se invertía: los microorganismos se debilitaban y morían. Es decir, en vez de una respuesta lineal, donde a más dosis se producía más mortalidad, documentó una curva similar a la siguiente.

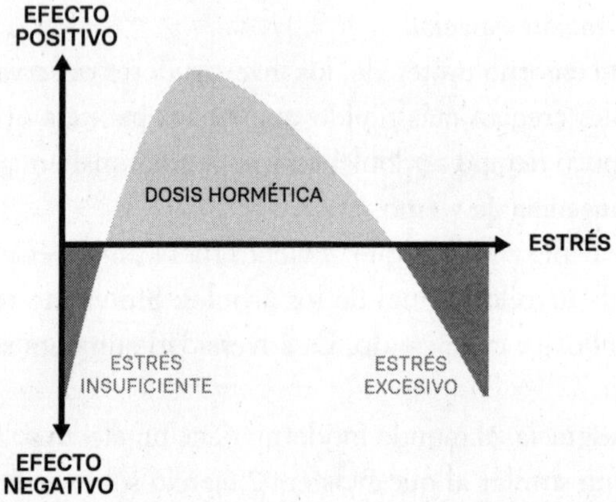

Ilustración 12: Algunos estresores que nos dañan en exceso nos ayudan en pequeñas dosis. Este es el concepto de hormesis.

Los estudios posteriores replicaron este mismo efecto en animales más complejos y con distintos compuestos. Por ejemplo, unas pequeñas dosis de arsénico aumentan la longevidad de los gusanos, mientras que las dosis altas los matan rápido.

Otro agresor bien estudiado es la radiación ionizante, capaz de alterar el ADN. A pesar de su peligrosidad, exponer a animales a pequeñas dosis de rayos X alarga su vida. Esta radiación eleva la producción de radicales libres, a los que las células responden con una mayor activación de sus mecanismos antioxidantes de defensa.

¿Ocurriría lo mismo con la exposición a radiación de distinto tipo en humanos? Sorprendentemente, parece que sí. Varios estudios concluyen que las personas que viven en zonas con mayor exposición a la radiación natural viven más. Esto incluye radiación terrestre y cósmica. Y varios estudios con radiación artificial apuntan en la misma dirección. Por ejemplo, un estudio llevado a cabo con los trabajadores de un astillero americano de submarinos nucleares observó que los que se expusieron a dosis bajas de radiación sufrieron menos mortalidad que los que estaban más alejados.

No estoy proponiendo que te expongas a radiación para vivir más. Desconocemos qué dosis tiene un efecto hormético y a partir de qué nivel resulta perjudicial. Dependerá, además, de la capacidad individual de estimular esas defensas horméticas.

El mensaje principal es que, a pesar de que las dosis pequeñas de adversidad nos produzcan daño a corto plazo, nos ayudan a vivir más. De hecho, ese daño momentáneo activa los procesos regeneradores que terminan alargando nuestra vida. Un buen ejemplo de esto es el perjuicio causado por los radicales libres, que tienen una relación complicada con la longevidad.

Radicales libres y longevidad

En 1945, Denham Harman trabajaba como químico en la compañía Shell. Una tarde, al llegar a casa, su mujer le mostró un artículo sobre envejecimiento publicado en una revista que solía leer. Hasta entonces, Harman no se había planteado nunca por qué envejecemos y morimos. Y ese artículo, aunque era poco científico, disparó su curiosidad hasta tal punto que decidió dejar su trabajo para estudiar medicina. Tras haber participado en el desarrollo de más de treinta patentes en el campo de la química, quiso invertir su gran capacidad intelectual en averiguar cómo vivir más.

En Shell había estudiado cómo ciertas moléculas dañaban productos derivados del petróleo, y sus primeros esfuerzos se centraron en identificar moléculas similares que nos dañarían a nosotros. Tras años de investigación, concluyó que los radicales libres eran la causa principal del envejecimiento. Por un lado, estas moléculas se forman de manera natural en el cuerpo, sobre todo en las mitocondrias, que producen energía a partir del oxígeno. Por otro lado, la exposición a agentes externos, como radiación o contaminación, eleva la producción de estos radicales libres. En ambos casos el resultado es una elevación del estrés oxidativo en el cuerpo.

Convencido de su teoría, Harman publicó en 1956 la teoría del envejecimiento por radicales libres, que culpaba a estos compuestos de nuestro envejecimiento inexorable. Y no solo pensó haber encontrado el veneno, sino también el antídoto: los antioxidantes. Estos antioxidantes eran capaces de neutralizar los radicales libres y reducir así el estrés oxidativo.

En 1969, los investigadores de la Universidad de Duke descubrieron la primera enzima antioxidante producida por el propio cuerpo, la superóxido dismutasa. De esta manera, la teoría del envejecimiento causado por los radicales libres cobró más fuerza.

Pero, como ocurre en muchos casos, la realidad no quiso adaptarse a la teoría. En los años siguientes, los estudios en ratones suplementados con antioxidantes no demostraron que estos alargaran su vida ni mejoraran su salud. De hecho, mientras que la exposición a pequeñas dosis de radiación alargaba la vida de los animales, este efecto no se veía si además de exponerlos a radiación se les administraban dosis altas de antioxidantes. Es decir, los antioxidantes anulaban la respuesta biológica al estrés de los animales, y justo esa respuesta mejoraba su supervivencia.

Y lo mismo parece ocurrir en los humanos. La popularidad de la teoría del envejecimiento causada por los radicales libres propició la creación de la industria de los antioxidantes que millones de personas empezaron a tomar a diario. Sin embargo, varias revisiones que analizaron los resultados de más de cien estudios, en casi trescientos mil participantes, concluyeron que el consumo de antioxidantes en dosis elevadas aumenta la mortalidad, sobre todo algunos como la vitamina A, la vitamina E y los betacarotenos.

El motivo es que los radicales libres son, en parte, moléculas señalizadoras que activan mecanismos de defensa y adaptación de nuestro cuerpo. Por ejemplo, una de las actividades que más eleva la producción de radicales libres es el ejercicio. Y, paradójicamente, es la respuesta a estos radicales libres la que hace que la actividad física mejore la salud. De hecho, suplementar con antioxidantes después del ejercicio reduce las adaptaciones positivas que este produce.

En resumen, ni los radicales libres son siempre malos ni los antioxidantes son siempre buenos. Todo depende de la dosis y el contexto. Un exceso de radicales libres, causados por mitocondrias disfuncionales o por radiación elevada, sí será nocivo. Sin embargo, elevaciones puntuales fruto de estresores a los que estamos bien adaptados, y en la dosis adecuada, nos ayudarán a vivir más.

Una vez más, buscamos equilibrio. La ausencia de viento acorta la vida de un árbol, pero también lo haría un viento huracanado. De la misma manera, enfrentarse a pequeñas adversidades hace que el cuerpo se fortalezca al activar mecanismos de protección, que ralentizan de paso el envejecimiento.

De hecho, la industria farmacéutica está intentando desarrollar los miméticos de adversidad. Es decir, moléculas que elevan la respuesta regeneradora de los estímulos naturales sin la incomodidad asociada a ellos. Beneficio sin sacrificio. Veremos también que existen compuestos naturales que nos ayudan ya a vivir más gracias a activar esta respuesta hormética.

De momento, revisemos varios estresores horméticos con evidencia científica y que podemos incluir en nuestra vida.

Calor

Las saunas se han usado con propósitos medicinales durante milenios. Desde las termas romanas a las *banyas* rusas, pasando por el *mushi-buro* japonés o el *temazcal* azteca. Nuestros antepasados intuían los beneficios de exponerse puntualmente al calor y hoy la ciencia los confirma.

Al provocar una leve hipertermia se produce una respuesta hormética que activa mecanismos regeneradores en el cuerpo. Para empezar, el corazón late más rápido y las arterias se dilatan. De esta manera se lleva la sangre caliente desde los órganos internos hasta la piel, donde se disipa el calor gracias al sudor. Esto contribuye a reducir la presión arterial y a mejorar la salud cardiovascular. Aumenta también el número de glóbulos rojos y la biogénesis mitocondrial.

Es decir, la sauna simula, en parte, el efecto del ejercicio en el sistema cardiorrespiratorio, lo que explicaría algunos de sus beneficios. Además, estos parecen ser aditivos, por lo que, si usas la sauna y además entrenas, los efectos se potencian.

Dos estudios, que suman más de cuatro mil individuos, concluyeron que las personas que cumplían los requisitos mínimos de actividad física y que además se sometían a al menos tres sesiones de sauna a la semana sufrieron menos mortalidad en los años siguientes que las que solo hacían ejercicio o las que solo iban a la sauna. Pero las que solo hacían ejercicio vivieron más que las que solo iban a la sauna. Es decir, el ejercicio es mejor que la sauna, pero lo ideal es aprovechar el efecto hormético de ambos.

Por si esto fuera poco, el sudor ayuda a eliminar metales pesados como aluminio, cadmio y plomo, además de disruptores endocrinos como BPA.

Más allá del efecto directo del calor en la salud cardiovascular, parece activar también mecanismos ancestrales de protección.

El calor eleva, por ejemplo, las proteínas de choque térmico, que se observan en las células más primitivas. Su función principal es preservar la proteostasis, cuya pérdida, como vimos en el capítulo anterior, es una de las claves del envejecimiento. Podríamos decir que estas proteínas ayudan a preservar la estructura y la función de otras proteínas. Se descubrieron inicialmente al exponer a distintos organismos al calor, pero se producen también con la exposición al frío y a la radiación ultravioleta. Siguiendo con las claves del envejecimiento, el calor activa el gen *FOXO3*, cuyas proteínas protegen contra el daño al ADN.

La sauna eleva también el BDNF, un poderoso fertilizante neuronal muy beneficioso para la salud cerebral, y también las beta endorfinas. Esto podría explicar los beneficios mentales mostrados a corto plazo, como menor depresión y mejor estado de ánimo. Y también los observados a largo plazo, como menor riesgo de demencia y de alzhéimer.

La sauna reduce además marcadores de inflamación como la proteína C-reactiva, cuya elevación se asocia a casi todas las enfermedades crónicas modernas. Activa también el factor de transcripción Nrf2, que eleva la producción de nuestros propios antioxidantes.

Por todo lo anterior, el uso frecuente de saunas se asocia con una reducción de entre el 20 y el 40 % de la mortalidad, sobre todo por enfermedad cardiovascular y trastornos neurodegenerativos.

Hay varios tipos de sauna y probablemente todas tengan beneficios similares, pero la mayoría de los estudios se han llevado a cabo en saunas secas, con humedad de 10-20 % y temperaturas por encima de 75 °C. Dos o tres sesiones semanales de entre quince y veinte minutos parecen suficiente para obtener la mayoría de los beneficios. Como siempre, empieza con menos temperatura y tiempo, y eleva ambos a medida que te adaptas.

Los romanos empezaban su ruta termal con el *tepidarium*, de agua caliente, pero después visitaban el *frigidarium*. Es el momento de explorar el frío.

Frío

Séneca, el famoso filósofo estoico, se zambullía el primer día de cada año en las gélidas aguas del acueducto Virgo. Aseguraba que el frío le vigorizaba el cuerpo y la mente. Hoy conocemos los motivos.

Exponerse al frío eleva los niveles de noradrenalina, dopamina y betaendorfinas, lo que mejora la vigilia y la atención. Varios estudios confirman que las duchas frías son un tratamiento efectivo contra los síntomas de depresión. Al igual que el calor, el frío libera proteínas de choque térmico. Una de las más estudiadas es la RBM3, que en animales ha demostrado ejercer un papel neuroprotector.

La exposición al frío eleva también la adiponectina, una proteína liberada por los adipocitos que estimula la quema de grasa. Los niveles bajos de esta proteína se asocian con resistencia a la insulina y obesidad. Su aumento se asocia con mayor longevidad.

La exposición al frío eleva de forma puntual el metabolismo, y parte de este aumento viene de la activación del tejido adiposo marrón. Al contrario que nuestra odiada grasa blanca, la grasa parda es rica en mitocondrias y su especialidad es convertir calorías en calor. En la cómoda sociedad moderna este tejido permanece casi siempre inactivo, ya que para despertar su potencial debemos darle un motivo, y el principal es el frío.

El frío tiene también un efecto antiinflamatorio, y varios estudios indican que las exposiciones puntuales al frío mejoran el funcionamiento del sistema inmunitario. Las personas que nadan con frecuencia en agua fría tienen más leucocitos y monocitos, y reportan menos ausencias laborales.

Recuerda que el objetivo no es pasar frío todo el rato, pues el estrés constante nos debilita y acorta nuestra vida. Buscamos exposiciones agudas y puntuales, y en este caso una buena opción son las duchas frías.

Puedes empezar añadiendo treinta segundos de agua templada al final de tu ducha normal. Con el tiempo vas alargando la duración y bajando la temperatura. Algo razonable sería terminar con uno o dos minutos de agua fría, o duchándote directamente con agua fría durante el verano.

Y, por supuesto, nada supera bañarse en la naturaleza. Siempre que tengas la oportunidad de meterte en un lago helado, aprovéchala.

Si eres deportista, recuerda que el ejercicio eleva la inflamación y el estrés oxidativo. Esta elevación breve pero pronunciada no solo no es mala, sino que es necesaria. Es justo una de las señales que desencadenan las adaptaciones positivas del ejercicio. Pero, como vimos, el frío reduce la inflamación y eleva la capacidad antioxidante del cuerpo. En términos generales esto es bueno, pero no necesariamente después del entrenamiento.

Varios estudios confirman que sumergirse en agua fría después de entrenar reduce en cierta medida las ganancias musculares. Hablamos, en cualquier caso, de inmersión en agua muy fría, alrededor de 10 °C, durante varios minutos. Simplemente ducharse con agua fría después de entrenar no perjudicará las adaptaciones.

Pero, por otro lado, el frío puede facilitar la recuperación a corto plazo. Si participas, por ejemplo, en una competición que exija enfrentarse a distintos ejercicios en poco tiempo, no buscas adaptarte a largo plazo, sino recuperarte lo antes posible. En este caso la exposición al frío sí parece ayudar.

También es probable que el impacto dependa del tipo de actividad física. Por ejemplo, la exposición al frío activa la AMPK y favorece la biogénesis mitocondrial o creación de nuevas mitocondrias, un aspecto más relevante en deportes de resistencia. Y al menos dos estudios en ciclistas demuestran mejoras de rendimiento con la exposición frecuente al frío.

Hipoxia y altura

El porcentaje de oxígeno en el aire es constante a cualquier altura, del 21 % más o menos, pero la presión atmosférica varía. Con la altura disminuye la presión (tienes menos atmósfera sobre la cabeza) y se reduce la cantidad de oxígeno que inhalas en cada inspiración.

Cuando tu cuerpo detecta esta hipoxia, o niveles bajos de oxígeno en sangre, activa los factores inducidos por hipoxia, que disparan multitud de adaptaciones. La más estudiada es el aumento de la hormona eritropoyetina, más conocida en el mundo del dopaje como EPO. Esta hormona estimula la producción de glóbulos rojos en la médula ósea, y más glóbulos rojos implican más hemoglobina, la proteína encargada de transportar oxígeno hacia los tejidos. Por este motivo la mayoría de los estudios iniciales sobre el efecto de la altura se centraban en el rendimiento deportivo.

Nuevos estudios, sin embargo, han puesto el foco en el efecto de la hipoxia en la longevidad. Las investigaciones llevadas a cabo en animales, como moscas, gusanos y ratones, confirman que la hipoxia intermitente alarga su vida. La rata topo desnuda, un mamífero especialmente longevo para su tamaño, vive bajo tierra, con menores niveles de oxígeno.

Es muy difícil hacer estos estudios en humanos y tenemos que contentarnos con observaciones. Por ejemplo, al estudiar diferencias de longevidad en zonas del Tíbet y de Bolivia, sobre todo montañosas, se observa una mayor esperanza de vida en las zonas más elevadas.

Nuevos estudios en los que se ha empleado hipoxia intermitente concluyen que mejora la sensibilidad a la insulina en personas con diabetes y el rendimiento cognitivo en personas mayores.

Hablamos, por supuesto, de hipoxia inducida por factores externos, como la altura, a la que nuestro cuerpo responde con adaptaciones beneficiosas y no a la producida por trastornos como la apnea obstructiva del sueño, que eleva el riesgo de enfermedad.

Sol

Según los antiguos griegos, Apolo cruzaba cada día el cielo montado en su carro de fuego, iluminando a su pueblo. Era el dios de la luz y de la curación, pero traía también plagas y destrucción. Es una buena analogía. El sol aporta muchos beneficios, pero también entraña peligros.

Por desgracia, la mayoría de los mensajes que vemos en los medios solo nos alertan de los riesgos del sol, causando miedo entre la población. La mayoría de los estudios indican, sin embargo, que las personas con mayor exposición al sol viven más. Según la organización mundial de la salud (OMS), el exceso de radiación contribuye un 0,1 % a la carga de enfermedad total, pero el coste global por exposición insuficiente es mucho mayor.

Empezando por lo malo, la radiación del sol puede dañar la piel y causar fotoenvejecimiento, un tema que revisaremos en el capítulo 9. La radiación solar aumenta también el riesgo de cáncer de piel, aunque parece proteger de casi todos los demás tipos de cáncer.

Pasando a los beneficios, los estudios se han centrado en el papel de la vitamina D. Aunque algunos alimentos contienen cantidades relevantes de vitamina D, la fuente principal de esta vitamina, que se comporta en realidad como una hormona, es el sol. Cuando la radiación UVB impacta en nuestra piel se activan una serie de vías metabólicas, en las que participan el hígado y los riñones, que terminan con la síntesis de calcitriol, la forma activa de la vitamina D.

Esta hormona cumple multitud de funciones en el organismo, y casi todos los tejidos tienen receptores para detectarla. Es fundamental para mantener la salud ósea y el buen funcionamiento del sistema inmunitario. Unos niveles adecuados de vitamina D se asocian con menos riesgo de osteoporosis e infecciones, pero también con menores tasas de cáncer, enfermedad cardiovascular y trastornos neurodegenerativos.

Sin embargo, la suplementación con vitamina D ha arrojado resultados inconsistentes. Muchos estudios sí han demostrado mejores resultados en algunos parámetros de salud, pero en otros casos no se ha visto beneficio. Quizá la suplementación no fue suficiente para restaurar unos niveles adecuados, o en algunos casos puede haber causalidad inversa y que la enfermedad sea la que reduce los niveles de vitamina D y no al revés. Si hablamos de envejecimiento, un estudio en mujeres con obesidad y niveles bajos de vitamina D observó que tras dieciséis semanas de suplementación su edad biológica se había reducido en varios meses.

Además, el sol no solo nos beneficia por la vitamina D. Los rayos ultravioleta estimulan la producción de óxido nítrico, un gas vasodilatador que reduce la presión arterial y mejora el sistema cardiovascular. Las nuevas investigaciones concluyen también que la exposición al sol modula de manera positiva la microbiota. Y dado que la disbiosis es un factor clave del envejecimiento, es razonable pensar que esta es una vía adicional que contribuye al efecto del sol en la longevidad.

El problema con el sol es que no es fácil determinar la dosis hormética ideal, porque depende de multitud de factores: color de piel, cantidad de piel expuesta, hora del día, latitud, estación, altura… Si expones las piernas y los brazos cerca del mediodía en verano, cuando la radiación UVB es mayor, es suficiente con quince o veinte minutos al día para obtener la mayoría de los beneficios del sol con un riesgo mínimo. En invierno necesitarías entre una y dos horas, y más tiempo todavía si tu piel es oscura o expones poca cantidad. Por este motivo la mayoría de la población tiene deficiencia de vitamina D, y la suplementación sería una forma de minimizar el riesgo.

Perder sangre

Los antiguos médicos y curanderos pensaban que las enfermedades las causaban los desequilibrios de lo que llamaban humores, y entre sus cuestionables estrategias para restaurar el equilibrio destacaba la sangría. No hablamos de la bebida, sino del procedimiento ancestral de extraer sangre de los pacientes con distintos elementos, desde sanguijuelas hasta cuchillos.

Existen registros del uso de la sangría entre los médicos del Antiguo Egipto, de India y de China, pero también la practicaban los incas y las tribus de América del Norte. La escuela hipocrática proponía la extracción de sangre de un lugar cercano al órgano enfermo. Los árabes, por el contrario, opinaban que la extracción debía realizarse en un lugar lejano y opuesto a la lesión. Galeno también creía en el poder terapéutico de las sangrías para casi todas las afecciones, incluidas las hemorragias y la fatiga.

Sin conocimientos de esterilización, estas prácticas eran peligrosas, además de inefectivas. Dañaban, por tanto, a muchos más pacientes de los que ayudaban. Sin embargo, podrían aportar un sorprendente beneficio en el ámbito de la longevidad.

La sangre es un cosmos celular, un océano viscoso de gran complejidad en el que flotan miles de células, hormonas y proteínas. Algunas de estas proteínas se dañan con el envejecimiento, y al extraer sangre obligamos a nuestro cuerpo a producir versiones más jóvenes. Además, es razonable pensar que estamos bien adaptados a regenerar sangre, porque perderla era habitual en el entorno en el que evolucionamos. No solo sufríamos multitud de golpes y heridas, sino que estaban muy extendidas las infecciones por parásitos que se alimentaban de nuestra sangre.

Varios estudios confirman que los ratones adultos rejuvenecen, ligeramente, al extraerles sangre. ¿Podría funcionar esta estrategia en humanos? Todo apunta a que sí y, por suerte, tenemos miles de individuos en los que podemos observar el efecto de la extracción de sangre: los donantes. Los donantes de sangre viven más que la población general, incluso considerando que su estado de salud inicial tiende a ser mejor. Al fin y al cabo, las personas enfermas no suelen donar.

Otro posible beneficio de donar sangre sería librarse del exceso de hierro. El hierro es un mineral fundamental para nuestra salud, pero en exceso contribuye al envejecimiento. Unos niveles elevados de hierro se asocian con más riesgo de padecer enfermedad cardiovascular y alzhéimer. Se ha visto también que, al donar sangre, se reduce la hemoglobina glicosilada y mejora la sensibilidad a la insulina en personas con trastornos metabólicos.

Mientras que las mujeres tienen una forma periódica de perder sangre, la menstruación, los hombres no, y esto podría explicar parte de las diferencias de longevidad. Por otro lado, un estudio hecho a treinta y nueve mil mujeres concluyó que las que tomaban suplementos de hierro experimentaron más mortalidad al anular esa defensa natural que supone la menstruación. Evidentemente el déficit de hierro es también peligroso, de ahí la importancia de consultar a un profesional.

Todavía falta mucho por estudiar, pero, dado que al donar estás también ayudando a los demás, merece la pena probar.

Sé fuego y da la bienvenida al viento

La conclusión de este capítulo es que la comodidad constante nos envejece antes de tiempo. Nuestros genes están mejor adaptados a la escasez que a la abundancia. Sin unos niveles adecuados de distintos tipos de estrés nos debilitamos y enfermamos, como ocurrió con los árboles de Biosfera 2: en ausencia de viento, se derrumbaron antes de tiempo.

Como dice Nassim Taleb, «El viento apaga una vela, pero aviva un fuego. Debemos evitar ser velas para convertirnos en fuego, y desear que llegue el viento».

También tenemos que aclarar que no todos los tipos de adversidad nos ayudan a vivir más. Hablamos sobre todo de los estresores con los que convivimos durante cientos de miles de años, a los que nuestro cuerpo responde activando mecanismos de defensa ancestrales.

Y, con diferencia, la adversidad que más eleva y extiende nuestra curva de vitalidad es el ejercicio. Por eso le dedicamos el próximo capítulo.

6

Actividad física: el elixir de la juventud

«Ningún ciudadano tiene derecho a ser un aficionado en el entrenamiento físico. Qué desgracia es para un hombre envejecer sin ver la belleza y fuerza de la que su cuerpo es capaz».

Sócrates

Los médicos de la antigüedad, desde Hipócrates hasta Galeno, sospechaban que la falta de actividad física dañaba la salud física y mental. Filósofos como Sócrates veían el entrenamiento físico como una responsabilidad hacia la sociedad. Una población en forma era la mejor defensa contra posibles invasores. Las familias romanas con recursos enviaban a sus hijos al *gymnasium* y asignaban la misma importancia a la educación física que a la intelectual.

Una visión similar predominó durante gran parte de nuestra historia, pero con la llegada de la Revolución industrial la mentalidad empezó a cambiar. Se pasó a ver el cuerpo como una máquina; cuanto más se usaba, más se gastaba. Solo las clases bajas tenían trabajos muy físicos, y el sedentarismo era signo de estatus.

Entre los más adinerados se sospechaba que el ejercicio intenso era peligroso. Por ejemplo, muchos padres temían que sus hijos participaran en las clásicas competiciones de remo entre Oxford y Cambridge. En 1869, el presidente del Colegio Real de Cirujanos advertía de los peligros de exponer a los jóvenes a ese esfuerzo físico. Décadas más tarde, en 1930, un estudio analizó la mortalidad entre los hombres que habían participado en las competiciones de remo entre 1829 y 1928. Para sorpresa de muchos, ese ejercicio intenso había alargado su vida en comparación con la del resto de los alumnos.

Poco después de la Segunda Guerra Mundial el departamento de salud británico observó un aumento importante de la enfermedad coronaria entre la población. Las causas no estaban claras, pero un científico escocés, Jerry Morris, sospechaba que la culpa la tenían los trabajos cada vez más sedentarios. Diseñó un gran estudio para evaluar el impacto de distintas ocupaciones en la salud coronaria. Incluyó profesores, carteros y trabajadores del transporte, entre otros muchos.

Tras meses de trabajo llegaron los primeros resultados y, nada más verlos, Morris se percató del gran impacto que tendrían estos datos. Correspondían a los conductores y a los revisores de billetes de los autobuses de Londres, e indicaban que los primeros padecían el doble de enfermedades coronarias que los segundos.

¿Qué podía producir esa gran diferencia? El movimiento. Mientras que los conductores permanecían sentados gran parte de la jornada, los revisores se levantaban en cada parada y subían con frecuencia a la segunda planta. Estos pequeños esfuerzos, espaciados en el tiempo, tenían un gran efecto protector sobre el corazón. Pocos meses después llegaron los datos del servicio postal y apuntaban en la misma dirección. Los trabajadores que repartían cartas, caminando o en bicicleta, tenían menos enfermedades coronarias que los que trabajaban en las oficinas centrales.

Poco después, en 1953, las conclusiones de este gran estudio se publicaron en la prestigiosa revista *The Lancet.* Durante el resto de su vida, Morris intentó que las instituciones públicas pusieran el ejercicio entre las recomendaciones principales sobre salud. No tuvo el éxito que esperaba, pero sus descubrimientos le hicieron incorporar más ejercicio en su propia vida. Murió en 2009, a pocos meses de cumplir 100 años.

A pesar de la fuerza de estos datos, no fueron del todo aceptados. Se desconocían los mecanismos por los que la actividad física ayudaría al corazón, y muchos científicos reclamaban más estudios para estar convencidos.

A principios de los años sesenta, el investigador Ralph Paffenbarger quiso validar los datos de Morris, esta vez con un grupo distinto. Envió cuestionarios a diecisiete mil antiguos alumnos de Harvard, a quienes preguntó por sus hábitos de ejercicio con suficiente detalle como para estimar el gasto calórico asociado. Tras el análisis de las respuestas obtuvo un resultado tan claro como el de Morris: los que menos se movían antes se morían. Los hombres que gastaban menos de 2.000 calorías a la semana en actividad física tenían un riesgo un 64 % mayor de sufrir un infarto.

Otro estudio icónico fue el que llevó a cabo Steven Blair en los años ochenta, que no se basaba en las profesiones de los sujetos o en la actividad física que reportaban, sino directamente en su condición física. Hizo correr a más de trece mil hombres y mujeres en una cinta para medir su capacidad cardiorrespiratoria y los monitorizó durante los años siguientes. Los resultados fueron tan esclarecedores como en los casos anteriores. Dividieron a los sujetos en cinco grupos (quintiles) según su nivel físico, y las personas que estaban en mejor forma física experimentaron menos de una tercera parte de la mortalidad que las personas en peor condición física. Los resultados se mantenían al comparar por edad y hábitos de estilo de vida.

Otra conclusión importante del estudio fue que pasar del grupo en peor condición física al siguiente ya suponía una reducción de más del 40 % del riesgo de mortalidad. Es decir, la relación no era lineal, sino que tenía una pendiente muy marcada al principio, que se suavizaba después. Este fue, también, el primer gran estudio que evaluó mortalidad por distintas causas, y demostró que no solo había una gran reducción en enfermedad cardiovascular, sino también en el otro gran asesino de la civilización moderna: el cáncer.

El problema de los estudios anteriores es que no hicieron seguimiento de los sujetos ni evaluaron otros hábitos. Sabemos, sin embargo, que ciertos hábitos están muy relacionados. Las personas obesas y fumadoras tienden a ser sedentarias. Las personas que practican mucha actividad física suelen comer bien y rara vez son fumadoras. Si comparáramos estos dos grupos, por ejemplo, encontraríamos que las personas del segundo grupo viven más y mejor, pero es difícil separar el impacto del ejercicio del resto de los hábitos.

Para intentar aislar mejor el efecto del ejercicio, la Universidad de Stanford comenzó un gran estudio en 1984 para el que estableció dos grupos de unos quinientos individuos cada uno. El primer grupo estaba formado por corredores habituales pero no profesionales. El segundo grupo correspondía a población sana pero sedentaria, sin obesidad y con buenos hábitos en general. Los individuos de ambos grupos tenían más de cincuenta años, y muchos médicos asumían que a esa edad seguir corriendo o haciendo actividad física vigorosa aceleraría el desgaste articular y podría incluso dañar el corazón. Pero a medida que avanzaban los años, los resultados fueron claros y las diferencias cada vez más marcadas. En 2006, más de veinte años después, publicaron las conclusiones.

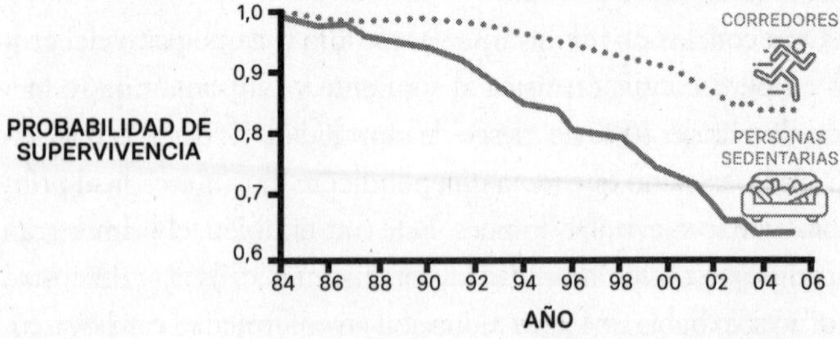

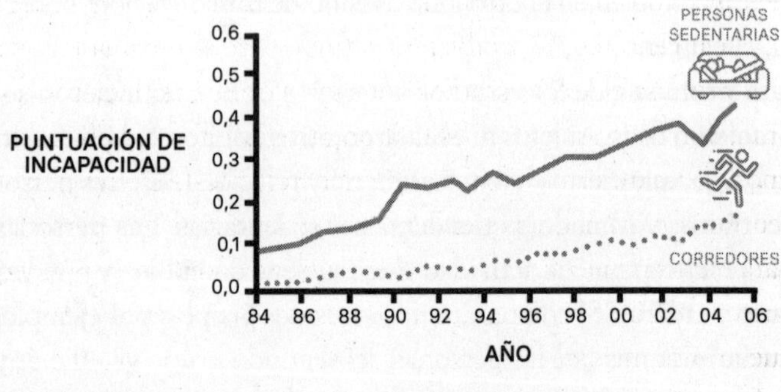

Ilustración 13: Las personas activas vivieron más y sufrieron menos incapacidad. Adaptado de Fries 2008.

El 34 % de las personas sedentarias habían muerto, respecto a tan solo el 15 % de las que corrían. El ejercicio no solo redujo la mortalidad por enfermedad cardiovascular, sino por casi todas las causas: cáncer, trastornos neurológicos, infecciones... La tasa de discapacidad fue también mucho menor en el grupo de corredores, evaluada con tareas básicas como vestirse, sujetar objetos o levantarse de la silla. La conclusión del director del estudio, James Fries, fue la siguiente: «No esperábamos esto. Los beneficios del ejercicio son mayores de lo que pensábamos».

Ejercicio y envejecimiento

El resumen de todo lo anterior es claro: el ejercicio es el mejor tratamiento contra el envejecimiento. Todo lo que empeora con el envejecimiento mejora con el ejercicio. El motivo es que la actividad física actúa de manera simultánea y positiva sobre todas las claves del envejecimiento.

El ejercicio potencia la capacidad del cuerpo de reparar el ADN, lo que mitiga la inestabilidad genómica. La actividad física regula, por ejemplo, la expresión del gen *p53*, el llamado guardián del genoma, con una función clave en la defensa contra el cáncer. El ejercicio regula también la actividad de la enzima telomerasa y retrasa el acortamiento de los telómeros. Las personas que practican más actividad física tienen telómeros más largos, y unos pocos meses de actividad física han demostrado revertir su acortamiento. Un estudio se basó en la longitud de los telómeros para evaluar la edad celular de dos grupos de adultos, uno sedentario y el otro deportista. Los deportistas tenían una edad celular nueve años menor.

El movimiento previene también las alteraciones epigenéticas asociadas al envejecimiento. Varios estudios en los que se usaron relojes epigenéticos para medir la edad de los músculos han demostrado que se vuelven más jóvenes tras meses de ejercicio.

La actividad física eleva la autofagia en los músculos, el corazón y el cerebro, lo que ayuda a reciclar las proteínas dañadas. Esto previene a su vez la pérdida de la proteostasis y la acumulación de basura celular.

El ejercicio es la mejor intervención para prevenir la disfunción mitocondrial. Eleva las sirtuinas, en especial la 1 y la 3, que potencian la creación de nuevas mitocondrias y mejoran la función de las actuales. Más y mejores mitocondrias aumentan la producción de energía, lo que combate la fatiga asociada al envejecimiento. Se reduce también la producción de radicales libres, lo que protege las células de su efecto.

La actividad física mejora de manera simultánea todos los problemas asociados a la percepción inadecuada de nutrientes. Eleva la AMPK y mejora la sensibilidad a la insulina. Activa la mTOR a nivel muscular, pero la inhibe en órganos o tejidos donde su aumento podría incrementar el riesgo de cáncer.

El ejercicio es también un potente senolítico, capaz de reducir las células senescentes y los problemas que estas generan. No solo vemos menos células senescentes en las personas que practican más actividad física, sino que un estudio reciente demostró que seguir un programa de entrenamiento de tan solo doce semanas mejora los marcadores de senescencia celular.

La actividad física estimula la proliferación de nuevas células madre, capaces de regenerar tejidos dañados. Esta mayor capacidad regenerativa explicaría, por ejemplo, el mejor mantenimiento de la masa muscular. Pero no solo se observa mejor regeneración en la musculatura, sino también en células del endotelio, del hueso, del sistema inmunitario e incluso del cerebro.

Por último, el ejercicio mejora todos los mecanismos de comunicación intercelular: reduce la inflamación, mejora el funcionamiento de casi todas las hormonas, regula el eje intestino-cerebro y ayuda a sincronizar los ritmos circadianos.

Si lo miramos con el prisma evolutivo, tiene sentido. La naturaleza nos obligaba a movernos a diario. Si descansabas, no comías. Y lo que no usabas se perdía.

¿Cuánto ejercicio necesitamos?

La Organización Mundial de la Salud aconseja practicar un mínimo de ciento cincuenta minutos de actividad física aeróbica moderada a la semana, setenta y cinco minutos de actividad física aeróbica intensa o una combinación de ambas. Lo ideal sería el doble de esto. También recomienda entrenamiento de fuerza, al menos dos sesiones semanales que trabajen todos los grupos musculares.

Sin embargo, cualquier nivel de actividad física aporta beneficios. Incluso realizar la mitad de la actividad física mínima recomendada reduce un 20 % el riesgo de mortalidad. Llegar al mínimo recomendado reduciría el riesgo en un 30 %. Y alcanzar el umbral superior de la actividad física recomendada, o una hora de ejercicio al día, reduce la mortalidad en un 40 %.

REDUCCIÓN DE MORTALIDAD

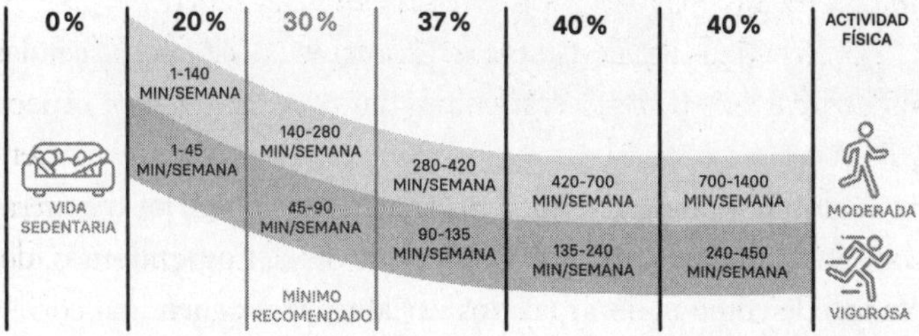

Ilustración 14: Incluso niveles relativamente bajos de actividad física reducen la mortalidad de manera importante.

Esta menor mortalidad se traduce en una mayor longevidad, que varios estudios estiman en entre seis y diez años de vida adicionales. En el caso de una persona sedentaria, cada hora de ejercicio alargará su vida en siete horas. Ningún otro hábito ofrece un retorno similar. Y el ejercicio no solo extiende la curva de la vitalidad, sino que es la mejor herramienta para elevarla y cuadrarla.

De hecho, la mejora en la capacidad funcional, medida como VO_2 máx o fuerza, equivale a unos 25 años. Es decir, una persona entrenada de 70 años tendrá una capacidad funcional equivalente a la de una persona sedentaria de 45 años. Repito: ninguna otra intervención se acerca al poder del ejercicio.

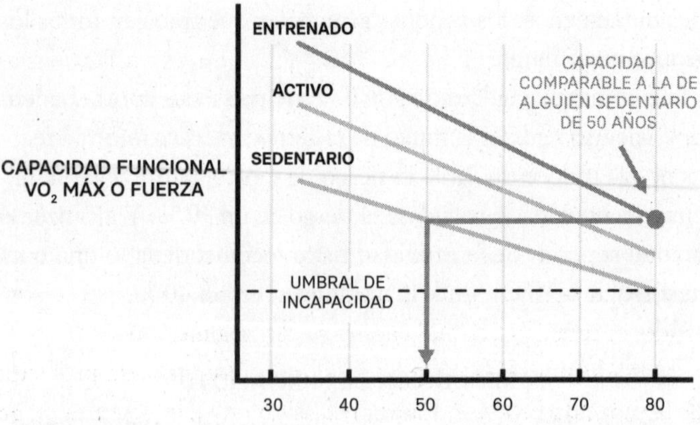

Ilustración 15: Una persona entrenada de 70-80 años tendrá una capacidad funcional equivalente a la de una persona sedentaria de 50 años.

Cualquier tipo de actividad física nos beneficiará, pero existen combinaciones más recomendables que otras. Empezaremos hablando de cómo mejorar las dos variables que tienen una correlación más clara tanto con la longevidad como con la calidad de vida: VO_2 máx y fuerza.

VO_2 máx o capacidad cardiorrespiratoria

La capacidad cardiorrespiratoria se estima con el VO_2 máx, que se refiere a la máxima cantidad de oxígeno que el cuerpo puede procesar. Esta métrica depende de tres factores principales. Primero, de la capacidad de los pulmones y el corazón. Unos pulmones sanos serán capaces de captar más oxígeno y entregarlo al corazón para que este lo bombee. El corazón podrá a su vez bombear más sangre repleta de oxígeno si puede latir más rápido y enviar más sangre en cada latido. En segundo lugar, estaría la capacidad que tengamos de transportar ese oxígeno, que depende de factores como el número de glóbulos rojos en sangre. Y, por último, el VO_2 máx dependerá también de la eficiencia muscular, un aspecto muy condicionado por la cantidad y calidad de las mitocondrias en las fibras musculares, donde al final se produce energía a partir del oxígeno.

El VO_2 máx no es un concepto nuevo. Se propuso en 1923, cuando se observó que el consumo de oxígeno aumentaba gradualmente con el esfuerzo ejecutado, pero alcanzaba un límite máximo. A pesar de que la intensidad del esfuerzo siguiera aumentando, el consumo de oxígeno no se elevaba más.

Más adelante se vio que este indicador era un buen predictor de la capacidad atlética. Podríamos asimilarlo a la potencia de un coche. Cuanto mayor sea tu VO_2 máx, más podrás correr o pedalear. No es lo único que importa, desde luego, pero es difícil que seas un buen atleta de resistencia si tu VO_2 máx es bajo. Por este motivo el VO_2 máx es una métrica muy utilizada en el mundo deportivo, pero hace poco ha dado el salto al mundo de la medicina. La Asociación Americana del Corazón, por ejemplo, recomienda considerarlo un signo vital más, que los médicos deberían evaluar.

Un estudio publicado en 2018 evaluó el VO_2 máx de más de ciento veinte mil personas, a las que hizo seguimiento durante diez años. Las dividió después en cinco grupos según su resultado. El grupo «bajo VO_2 máx» estaba formado por los sujetos que estaban por debajo del percentil 25, es decir, el 25 % con peores resultados. El grupo «bajo la media» eran los que estaban entre el percentil 25 y el 50, el grupo «sobre la media» estaba entre el percentil 50 y el 75, el grupo «alto» estaba entre el percentil 75 y el 95, y por último, el grupo «élite», incluía al 5 % con mayor VO_2 máx. En los diez años siguientes, se encontró una correlación clara entre el VO_2 máx y la probabilidad de supervivencia.

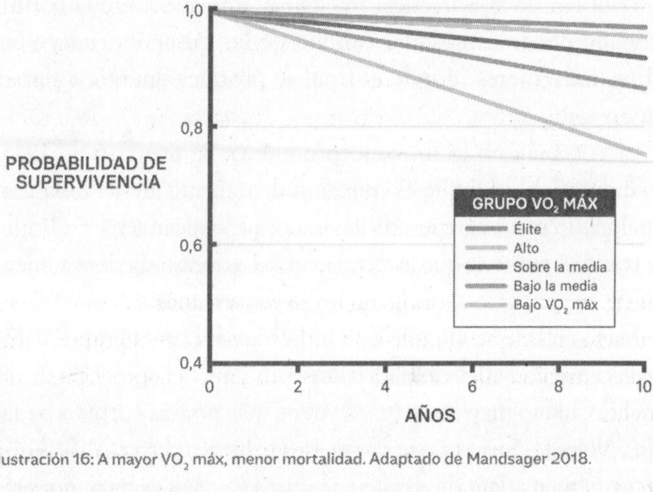

Ilustración 16: A mayor VO_2 máx, menor mortalidad. Adaptado de Mandsager 2018.

Observando con detalle los datos, podemos extraer varias conclusiones importantes. Primero, que las diferencias, en términos de mortalidad, entre tener un VO_2 máx de élite y uno simplemente alto son mínimas. Esto refuerza la idea de que a partir de cierto nivel de actividad física el aumento en la longevidad es marginal. Y segundo, que la mayor reducción de mortalidad se logra al dejar de estar en el grupo de cola. Pasar del peor grupo (percentil 25) al siguiente (percentil 25-50) supone una reducción del riesgo de la mortalidad de casi el 50 % en los siguientes diez años. Al escalar una categoría más y estar por encima de la media, la reducción de la mortalidad es de un 10 % adicional.

Una publicación de la revista *JAMA* pone estos números en contexto de la siguiente manera: fumar aumenta el riesgo de muerte un 41 %, mientras que estar en la categoría más baja de VO_2 máx respecto a la más alta lo aumenta en un 400 %, es decir, multiplica el riesgo por cuatro.

La diferencia es tan grande que podría hacernos dudar, pero en 2022 se publicó un estudio todavía mayor, con resultados muy similares. Evaluaron a más de setecientas cincuenta mil personas de entre 30 y 90 años. El 20 % con peor condición física tuvo cuatro veces más riesgo que el 2 % de las personas de su misma edad con mejor condición física. Se concluyó que tener una capacidad cardiorrespiratoria baja supone un riesgo muy superior al resto de los factores clásicos, como hipertensión, tabaquismo o colesterol elevado.

Por este motivo es recomendable que conozcas tu VO_2 máx y que te propongas mejorarlo en los próximos años. Más allá de su impacto en la mortalidad, el VO_2 máx condiciona lo que podrás hacer a medida que cumplas años y, por tanto, cuánto disfrutarás la vida.

El VO_2 máx se puede medir en términos absolutos, o mililitros de oxígeno por minuto (ml/min), pero para poder comparar entre personas se usa el VO_2 máx relativo, que considera el peso de cada persona. Se expresa por tanto en mililitros de oxígeno por kilo y minuto (ml/kg/min), y la siguiente ilustración indica qué valor aproximado necesitas para ser capaz de realizar distintas actividades.

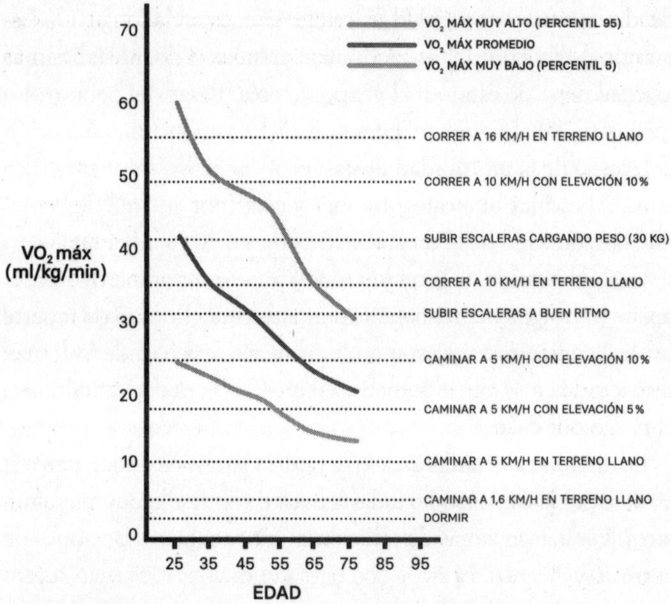

Ilustración 17: Reducción del VO_2 máx con la edad, y niveles necesarios para distintas actividades. Adaptado de Jayson Gifford, Universidad de Brigham Young, con datos de Ligouri 2020.

Si quieres correr por la montaña a 10 km/h, necesitarás un VO_2 máx de 45-50 ml/kg/min. Para hacerlo sobre superficies planas es suficiente con 35 ml/kg/min. Subir escaleras con soltura requiere algo más de 30 ml/kg/min, pero si quieres hacerlo cargando algún objeto pesado necesitarás un VO_2 máx superior a 40 ml/kg/min. De media, el VO_2 máx se reduce un 10 % cada década, por lo que, si quieres hacer cualquiera de estas actividades dentro de un par de décadas, deberías tener hoy un VO_2 máx un 20 % superior al necesario. Sin embargo, si te mantienes activo, la reducción será más lenta. Un estudio en octogenarios que llevaban décadas entrenando reportó que tenían un VO_2 máx de 38 ml/kg/min, respecto a 21 ml/kg/min en personas de la misma edad no entrenadas. Es decir, tenían una capacidad cardiorrespiratoria equivalente a la media de personas varias décadas más jóvenes.

Cómo conocer tu VO_2 máx

La forma más precisa de medir el VO_2 máx es someterse a una prueba de esfuerzo. Durante esta prueba se pegan electrodos al pecho para medir la frecuencia cardiaca y se coloca una máscara sobre la nariz y la boca para medir el oxígeno consumido y el dióxido de carbono expulsado. Después, hay que correr en una cinta o pedalear en una bicicleta estática, aumentando la intensidad de forma gradual hasta la fatiga. Un buen objetivo sería estar en el 20 % superior según nuestro sexo y grupo de edad, atendiendo a las tablas siguientes.

HOMBRES

RANKING/EDAD	20-39	40-49	50-59	>60 AÑOS
20 % MEJOR	>50,4	>47,3	>42	>37,8
60 % MEDIO	36,1-50,3	34,7-47,2	31,1-41,9	26,1-37,7
20 % INFERIOR	<36	<34,6	<31	<26

MUJERES

RANKING/EDAD	20-39	40-49	50-59	>60 AÑOS
20 % MEJOR	>41	>37,8	>33,6	>30,1
60 % MEDIO	28,8-40,9	26,7-37,7	23,6-33,5	20,4-30
20 % INFERIOR	<28,7	<26,6	<23,5	<20,3

Ilustración 18: El objetivo sería estar en el 20% superior de VO_2 máx según tu sexo y edad. Datos del Cooper Institute.

Estas tablas son las que propone el Cooper Institute, a cuyo fundador, el doctor Kenneth Cooper, se le conoce como el padre del ejercicio aeróbico. En los años sesenta del siglo pasado era el director de un laboratorio médico de las Fuerzas Aéreas de Estados Unidos y necesitaba conocer el VO_2 máx de todo el personal. El problema es que las Fuerzas Aéreas tenían cientos de miles de soldados y apenas un puñado de cintas para realizar las pruebas de esfuerzo. Para superar esta limitación diseñó un test sencillo que no requería equipamiento y que consistía simplemente en medir la distancia máxima que podían correr los reclutas en doce minutos. Al comparar después la relación entre la distancia recorrida y el VO_2 máx de los participantes encontró que la correlación era del 90 %. Esto le permitió tener una buena aproximación del VO_2 máx real con mucho menos esfuerzo.

De esta manera el test de Cooper saltó del mundo militar al deportivo, sobre todo tras la popularidad de su libro *Aerobics*, publicado en 1968. El seleccionador de Brasil aplicó este test a sus jugadores, entre los que figuraba el mítico Pelé. El propio doctor Cooper los asesoró para mejorar el VO_2 máx del equipo, que meses después ganaría la Copa Mundial de fútbol, en 1970.

TEST DE COOPER

La prueba debe realizarse en una superficie plana y con el mínimo viento posible. Si la haces en una cinta de correr, debes configurar una inclinación del 1%, para equiparar el esfuerzo respecto a correr al aire libre.

A partir de la distancia recorrida en doce minutos, estas tablas te darán una buena estimación de tu VO_2 máx.

HOMBRES	RENDIMIENTO				
EDAD	POBRE	REGULAR	BUENO	MUY BUENO	EXCELENTE
13-14	<2.100 m	2.100-2.199 m	2.200-2.399 m	2.400-2.700 m	>2.700 m
15-16	<2.200 m	2.200-2.299 m	2.300-2.499 m	2.500-2.800 m	>2.800 m
17-20	<2.300 m	2.300-2.499 m	2.500-2.699 m	2.700-3.000 m	>3.000 m
20-29	<1.600 m	1.600-2.199 m	2.200-2.399 m	2.400-2.800 m	>2.800 m
30-39	<1.500 m	1.500-1.899 m	1.900-2.299 m	2.300-2.700 m	>2.700 m
40-49	<1.400 m	1.400-1.699 m	1.700-2.099 m	2.100-2.500 m	>2.500 m
>50	<1.300 m	1.300-1.599 m	1.600-1.999 m	2.000-2.400 m	>2.400 m

MUJERES	RENDIMIENTO				
EDAD	POBRE	REGULAR	BUENO	MUY BUENO	EXCELENTE
13-14	<1.500 m	1.500-1.599 m	1.600-1.899 m	1.900-2.000 m	>2.000 m
15-16	<1.600 m	1.600-1.699 m	1.700-1.999 m	2.000-2.100 m	>2.100 m
17-20	<1.700 m	1.700-1.799 m	1.800-2.099 m	2.100-2.300 m	>2.300 m
20-29	<1.500 m	1.500-1.799 m	1.800-2.199 m	2.200-2.700 m	>2.700 m
30-39	<1.400 m	1.400-1.699 m	1.700-1.999 m	2.000-2.500 m	>2.500 m
40-49	<1.200 m	1.200-1.499 m	1.500-1.899 m	1.900-2.300 m	>2.300 m
>50	<1.100 m	1.100-1.399 m	1.400-1.699 m	1.700-2.200 m	>2.200 m

Por último, varios estudios indican que los valores reflejados por los relojes deportivos son también una buena aproximación del VO_2 máx.

¿Cómo mejorar el VO_2 máx?

Hay dos formas principales y complementarias de mejorar el VO_2 máx: entrenamiento en zona 2 y entrenamiento de alta intensidad. Exploremos ambos.

Entrenamiento en zona 2

En la programación del ejercicio aeróbico se suele utilizar una escala de 5 niveles o zonas de entrenamiento, donde la zona 1 corresponde a una actividad física muy ligera (por ejemplo, caminar), y la zona 5 a una actividad de máxima intensidad (por ejemplo, esprintar a toda velocidad).

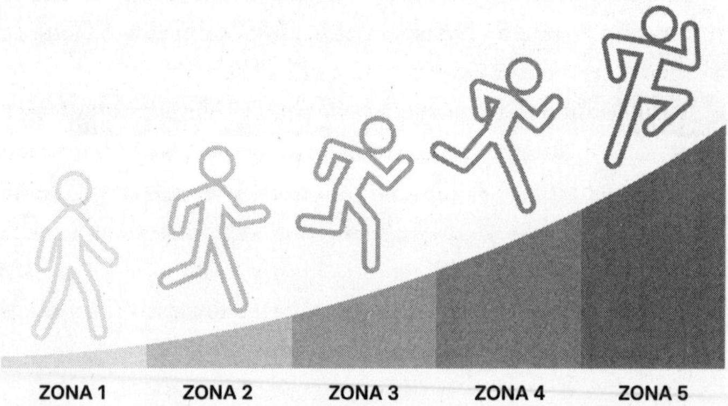

Ilustración 19: Zonas de entrenamiento clásicas.

El entrenamiento en zona 2 consiste básicamente en practicar ejercicio aeróbico de baja intensidad durante, al menos, 45-60 minutos seguidos. ¿Qué es baja intensidad? Aquella en la que no se eleva el nivel de lactato en sangre, porque el reciclaje es igual a la producción. Y aunque este punto varía según cada persona, se suele encontrar en el 65-75 % de la frecuencia cardiaca máxima. Esta frecuencia cardiaca máxima, o FCM, se puede evaluar realizando un test de esfuerzo o se puede estimar con la famosa fórmula de 220 – edad. Es decir, si tienes 40 años y aplicamos esta fórmula, tu FCM aproximada será de 180 pulsaciones por minuto (220 – 40). Esta estimación tiene bastante margen de error, pero nos sirve como orientación. Siguiendo con este ejemplo, el ejercicio aeróbico en zona 2 implicaría mantener las pulsaciones entre 117 y 135 (180 × 0,65 = 117 y 180 × 0,75 = 135).

En cualquier caso, no es necesario medir las pulsaciones para aprovechar los beneficios de este tipo de entrenamiento. Solo se trata de hacer ejercicio continuo a una intensidad que te permita mantener una conversación sin que se entrecorte mucho la respiración. Si puedes hablar sin esfuerzo, vas muy lento (zona 1). Si apenas se te entiende, vas muy rápido (zona 3).

Incluir sesiones de entrenamiento en la zona 2 es una forma efectiva de mejorar el motor aeróbico y potenciar el VO_2 máx sin añadir mucha fatiga ni desgaste. Incluso los deportistas de élite de resistencia hacen la mayor parte de sus entrenamientos en su zona 2 de intensidad.

Y el complemento perfecto de este entrenamiento en zona 2 es el entrenamiento de alta intensidad.

Entrenamiento de alta intensidad

Durante décadas se desaconsejó entrenar a alta intensidad. Se creía que el corazón podía resentirse y aumentar el riesgo de enfermedad cardiovascular. Sin embargo, a medida que se publicaban nuevos estudios en distintos colectivos, desde personas de edad avanzada hasta pacientes en programas de rehabilitación cardiaca, se comprobó que la alta intensidad no solo no daña el corazón, sino que lo protege.

Por alta intensidad nos referimos a entrenar por encima del 90 % de la frecuencia cardiaca máxima, es decir, en la zona 5. Es imposible mantener esta intensidad durante mucho tiempo, por lo que estos entrenamientos de alta intensidad se suelen estructurar por intervalos, alternando periodos breves de máximo esfuerzo con descansos. Esto explica el nombre que estos entrenamientos reciben en inglés, *High Intensity Interval Training* (HIIT) o entrenamientos por intervalos de máxima intensidad.

Este tipo de entrenamientos han demostrado mejorar el VO_2 máx de manera equivalente a sesiones aeróbicas mucho más largas. Pero estas dos estrategias no son competidoras, sino complementarias, ya que mejoran el VO_2 máx por vías distintas. El cardio suave tiene mayor efecto a nivel central, en el sistema cardiovascular, mientras que el HIIT tiene mayor impacto a nivel muscular, generando un efecto especialmente beneficioso en las mitocondrias.

HIIT y longevidad

El miedo a la alta intensidad se magnificaba con la edad y por eso no se hacían estudios sobre el efecto de este tipo de entrenamiento en la salud de las personas mayores. En 2020, sin embargo, unos investigadores noruegos publicaron los resultados del estudio *Generación 100*, el mayor ensayo clínico efectuado hasta la fecha para entender el efecto del ejercicio en la salud y la longevidad de personas de edad avanzada.

Los investigadores dividieron a más de mil quinientas personas en tres grupos a los que pautaron niveles equivalentes de actividad física, pero con distintos enfoques. Un grupo siguió las recomendaciones oficiales y cumplió un mínimo de ciento cincuenta minutos de actividad física moderada a la semana y alguna sesión con actividad física más vigorosa. Otro grupo practicó solo actividad física moderada, en zona 2, cinco veces a la semana. El tercer grupo hizo tres sesiones en zona 2 y dos sesiones de entrenamiento HIIT a la semana.

Al cabo de cinco años, el grupo con más mortalidad fue el que solo había practicado actividad aeróbica moderada. El grupo que siguió las recomendaciones oficiales sufrió una mortalidad un poco menor, y el grupo con mejor supervivencia fue el que incluyó más actividad de alta intensidad. De hecho, no solo hubo menos mortalidad en el grupo que hizo HIIT, sino que mejoraron más su capacidad cardiorrespiratoria y su calidad de vida global. En cualquier caso, los tres grupos tuvieron una mortalidad muy inferior a la media de la población noruega en esa franja de edad, que era del 10 %.

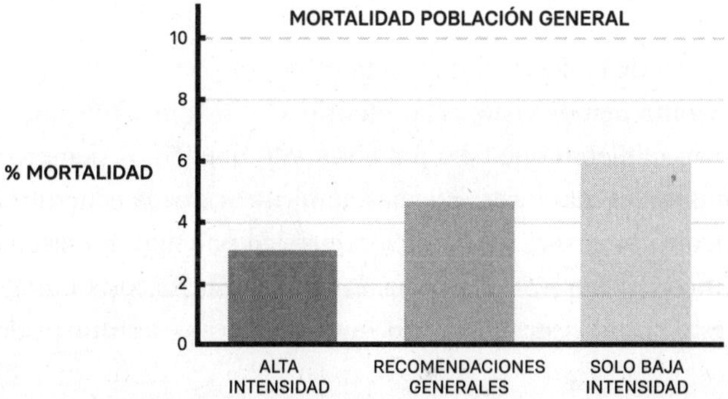

Ilustración 20: Las personas que incluyeron sesiones HIIT sufrieron una mortalidad menor. Adaptado de Stensvold 2020.

A partir de este estudio, las autoridades sanitarias noruegas recomendaron incluir intervalos de alta intensidad en la población mayor.

La media de edad de los participantes de este estudio era de 70 años, por lo que el entrenamiento HIIT era muy básico. Usaron un protocolo denominado 4×4, que consiste en realizar 4 intervalos de actividad física de 4 minutos cada uno, al 90 % de la FCM (frecuencia cardiaca máxima), separados por intervalos de 4 minutos de baja intensidad, al 60 % de la FCM.

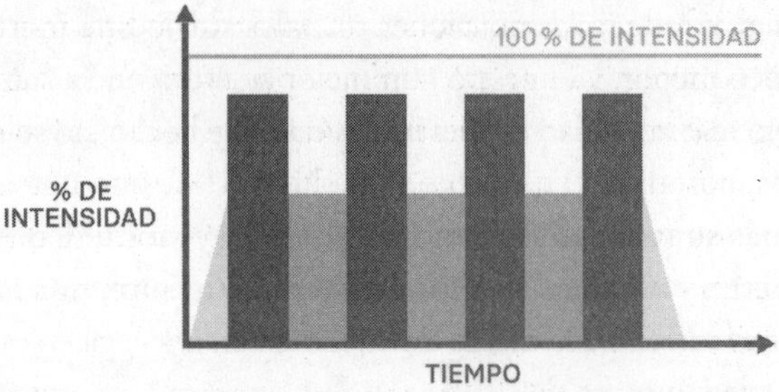

Ilustración 21: El protocolo 4×4 alterna 4 esfuerzos físicos intensos de 4 minutos con esfuerzos medios de 4 minutos. Incluye dos minutos de calentamiento al principio y de vuelta a la calma al final.

Se puede realizar en una cinta de correr o en una bici estática. Como hemos visto, esta intensidad activa mecanismos antienvejecimiento que no logramos si nos quedamos siempre en intensidades más bajas. Además de las mencionadas, un estudio reciente comprobó que la alta intensidad potencia el efecto senolítico del ejercicio. Es decir, mata más células zombi. Piensa en esto cuando estés sufriendo en tus sesiones de alta intensidad.

Fuerza, músculo y longevidad

Antiguamente éramos fuertes como consecuencia de nuestro entorno natural. Necesitábamos fuerza para pelear y para cazar. También para cargar con la caza durante kilómetros, descuartizar las presas, transportar objetos pesados, escalar, cavar… Los débiles no sobrevivían.

Los estudios sobre poblaciones ancestrales, como los hadza, concluyen que los hombres más fuertes son mejores cazadores, y esto eleva su reputación en la tribu. Pero los hombres no tenían el monopolio de la fuerza. Un estudio reciente comprobó que los brazos de las mujeres prehistóricas eran más fuertes que los de las remadoras de élite actuales.

En el mundo moderno no dependemos de nuestra fuerza para comer o proteger a nuestra familia y por tanto no le damos importancia. Sin embargo, nuestra genética no ha cambiado porque se hayan inventado los trabajos de oficina. Nuestro cuerpo evolucionó durante millones de años en un entorno en el que debía ser fuerte, y privarlo de desarrollar su fuerza impide que sus genes se expresen con salud.

Como vimos al hablar de la edad biológica, la fuerza es un buen predictor de mortalidad, y no solo en personas de edad avanzada. Por ejemplo, un estudio al que se sometió a más de mil quinientos bomberos, con edad media de 40 años, observó que los que hacían más flexiones sufrieron menos problemas coronarios en los siguientes diez años. Los hombres que hicieron más de cuarenta flexiones tuvieron un riesgo un 96 % menor de sufrir eventos coronarios respecto a los que no llegaron a diez.

La fuerza es mejor indicador de salud que la masa muscular, pero fuerza y músculo están tan relacionados que podemos referirnos a ellos de manera intercambiable. A igualdad de edad, las personas más fuertes tienen la mitad de riesgo de mortalidad, por cualquier causa, que las que tienen una fuerza promedio. La fuerza se asocia también con menor incidencia de cáncer y mayor supervivencia en caso de ser diagnosticados de esta enfermedad. El músculo actúa como reserva fisiológica, y ante casi cualquier operación o tratamiento las personas con más masa muscular sufren menos mortalidad y se recuperan antes.

En resumen, la fuerza y el músculo nos hacen más difíciles de matar. El entrenamiento de fuerza es además el mejor antídoto contra la sarcopenia.

Protégete de la sarcopenia

El término sarcopenia se acuñó en 1989 a partir de las palabras griegas *sarx*, que significa «carne», y *penia*, traducible como «pobreza» o «escasez». Es decir, la sarcopenia es escasez de carne, es tener poco músculo.

Asociamos la sarcopenia con las personas mayores, pero en personas sedentarias este proceso empieza poco después de los 30 años. Si no hacemos nada para evitarlo, perderemos entre un tres y un cinco por ciento de masa muscular a partir de esta edad.

Ilustración 22: Asociamos la sarcopenia con edades avanzadas, pero es un proceso que empieza poco después de los 30 años si no hacemos nada para evitarlo.

Y la mejor manera de prevenir la pérdida de este preciado tejido es entrenando fuerza. Un estudio evaluó la calidad de la masa muscular de un grupo de atletas de entre 40 y 81 años. Todos entrenaban un mínimo de cuatro veces a la semana. Al contrario de lo que esperaban los investigadores, no se observaron diferencias relevantes en la calidad de la masa muscular según la edad. Concluyeron que sus resultados contradicen la creencia común de que el músculo y la fuerza se reducen solo por la edad. «Por el contrario —afirmaban—, esas reducciones parecen ser el efecto de un desuso crónico y no del envejecimiento». Es decir, perdemos mucho más músculo por dejar de usarlo que por cumplir años.

¿Qué es realmente el entrenamiento de fuerza?

El entrenamiento de fuerza implica realizar esfuerzos musculares que no se pueden mantener más allá de unos pocos minutos sin descanso. Hablamos, por ejemplo, de ejercicios con el propio peso, como sentadillas, desplantes, flexiones o dominadas. De hecho, mi recomendación es que antes de añadir peso en los entrenamientos aprendas a controlar tu propio cuerpo a través de la calistenia. El término calistenia combina dos palabras griegas: *kallos* («belleza») y *sthenos* («fuerza»), y es como han entrenado muchas civilizaciones durante miles de años.

Una vez que logres un control básico de tu cuerpo es interesante añadir peso, por ejemplo, mancuernas o kettlebells. Las bandas de resistencia son también interesantes para entrenar fuerza. Otra opción son las típicas máquinas de gimnasio. Te permiten entrenar con seguridad y graduar el peso con facilidad. Su inconveniente principal es que no tienen tanta transferencia a las actividades diarias. Por ejemplo, si entrenas haciendo desplantes, no solo trabajas la fuerza muscular, sino también el equilibrio y la flexibilidad. Las máquinas, por el contrario, no mejoran estas capacidades y ofrecen menos beneficios por unidad de tiempo. Pero lo realmente importante es ejercer esa tensión sobre los músculos, así que usa la estrategia que prefieras.

Si quieres ejemplos de programas para empezar, visita <fitness revolucionario.com/programas>.

Velocidad, potencia y equilibrio

Nuestros músculos tienen dos tipos de fibras: rápidas y lentas. Las lentas, también llamadas de tipo I, siempre se activan, con independencia de la velocidad o fuerza que requiera un movimiento. Las rápidas, o de tipo II, se usan a partir de cierto nivel de fuerza o velocidad, o bien cuando las fibras lentas se empiezan a fatigar.

Las fibras musculares que predominan en cada persona dependen sobre todo de sus genes, pero es también modificable por el tipo de entrenamiento que prioricemos. Las personas que solo practican entrenamiento aeróbico convertirán más fibras rápidas en lentas, y esto es un problema. De manera natural, el envejecimiento afecta más a las fibras rápidas. Por eso perdemos velocidad y potencia más rápido de lo que perdemos fuerza, y perdemos fuerza más rápido de lo que perdemos resistencia. Y esta pérdida se acelerará todavía más si no entrenamos estas capacidades.

La potencia es, de hecho, fuerza multiplicada por velocidad, y la mejor manera de entrenarla es incorporando ejercicios que requieran cierta explosividad. Las opciones más directas serían hacer saltos y esprints, pero su alto impacto requiere que se programen de manera gradual. Hay opciones que permiten trabajar la velocidad y la potencia con menos impacto, practicando por ejemplo lanzamientos de balón medicinal contra el suelo o swings con kettlebell.

Es muy recomendable hacer también entrenamientos de velocidad y agilidad de pies. Esto no solo es importante en muchos deportes, sino que la capacidad de mover rápido los pies puede evitar caídas después de un tropiezo.

Otra estrategia clave para prevenir caídas es mejorar el equilibrio. Y se ha visto, por ejemplo, que las personas mayores que pasean en bicicleta con frecuencia tienen mejor equilibrio. Para trabajar el equilibrio debemos también incluir ejercicios unilaterales, con una sola pierna, como desplantes. También recomiendo incluir pequeños desafíos de equilibrio en nuestras actividades cotidianas, como equilibrarte sobre una pierna mientras te lavas los dientes. Intenta aguantar treinta segundos con una pierna y repites después con la otra.

¿Más músculo es siempre mejor?

Aunque no existen estudios concluyentes, es probable que intentar maximizar la ganancia muscular esté reñido con la longevidad. Los animales muy musculados que viven en la naturaleza necesitarían consumir mucha energía, y un exceso de masa muscular podría restarles agilidad.

Quizá por esto la naturaleza tiene reguladores naturales del desarrollo muscular, como la miostatina. La miostatina es una proteína odiada por los culturistas, ya que inhibe el crecimiento del tejido muscular. Conocemos casos de animales, como algunas razas de vacas y perros, con mutaciones que inhiben la miostatina, y tienen una apariencia impresionante: a pesar de no ir al gimnasio exhiben el doble de masa muscular que animales similares. Y también existen casos en humanos. En 2004, un niño alemán nació con esta mutación y con pocos años de vida parecía ya un pequeño culturista.

¿Qué efecto tiene la miostatina en la longevidad? No está claro. Una inhibición total de la miostatina será probablemente perjudicial; al fin y al cabo, está ahí por algo. Pero las inhibiciones controladas de la miostatina parecen positivas. Los estudios en ratones indican que al regular a la baja la miostatina aumenta su masa muscular y viven un 15 % más. Se observan en ellos una mejor sensibilidad a la insulina y menores niveles de inflamación. De momento no podemos hacer estas intervenciones en humanos, pero podemos lograr un efecto similar gracias al ejercicio. El entrenamiento de fuerza es la mejor manera de inhibir ligeramente la miostatina.

Para entender mejor el efecto de una gran cantidad de masa muscular en la longevidad podemos evaluar la esperanza de vida de los culturistas. Un análisis de la edad a la que murieron quinientos de los culturistas más reconocidos de las últimas décadas concluye que tienen una esperanza de vida ligeramente mayor que la de la población general, pero menor que la de los atletas de la mayoría de los deportes. Habría que considerar, sin embargo, que en el culturismo profesional es común el uso de esteroides, cuyo abuso acorta la esperanza de vida.

Considerando todo lo anterior podríamos concluir dos cosas. Primero, que a partir de cierto punto, más músculo no es mejor en relación con la longevidad. Y segundo, que tener poco músculo acorta la vida más que tener mucho. Probablemente, el nivel ideal de masa muscular sería similar al que tenían nuestros ancestros de manera natural.

Huesos y articulaciones jóvenes

Los huesos son los órganos rígidos que forman el esqueleto. Algunos están especializados en ofrecer protección, como el cráneo o las costillas. Otros, la mayoría, actúan como palancas manejadas por los músculos para producir movimiento. Y hasta aquí llega la visión clásica de los huesos. En las últimas décadas, sin embargo, hemos aprendido que el hueso es un tejido vivo, que participa en la regulación del calcio y que actúa como un órgano endocrino. Se comunica con multitud de tejidos y segrega proteínas como la osteocalcina, que contribuye al control de la glucosa, el desarrollo cerebral y la fertilidad.

Mantener la masa ósea es fundamental para ralentizar el envejecimiento, pero se estima que más de un tercio de las mujeres de 50 años tienen osteoporosis, y más de un quinto en el caso de los hombres. Es además una enfermedad silenciosa, que no produce síntomas hasta que llega una fractura. Son en especial peligrosas las fracturas de cadera, que en personas mayores se asocian con una mortalidad del 35 % durante el año siguiente. En mujeres de más de 55 años, la carga hospitalaria por fracturas debidas a la osteoporosis es mucho mayor que por otros trastornos como infarto de miocardio, derrame cerebral o cáncer de pecho, a pesar de que se presta más atención a todos estos.

Y, una vez más, el principal culpable de esta epidemia silenciosa es el sedentarismo. El hueso, como cualquier tejido, responde al estímulo. El simple hecho de caminar ya ralentiza la pérdida ósea asociada a la edad, pero no es suficiente. En mujeres, la bajada de estrógenos causada por la menopausia acelera la pérdida de hueso. Por eso son interesantes las terapias de reemplazo hormonal, que veremos más adelante.

Un estudio entre mujeres con menopausia concluyó que las que hicieron entrenamiento con peso y realizaban distintos tipos de saltos mejoraron su densidad ósea más que las que siguieron un programa básico sin peso. Y lo mismo se ha visto en hombres mayores de 45 años con osteopenia. Es decir, los huesos necesitan tensión y algo de impacto. Por eso las actividades sin impacto, como ciclismo o natación, tienen menos beneficios sobre la masa ósea.

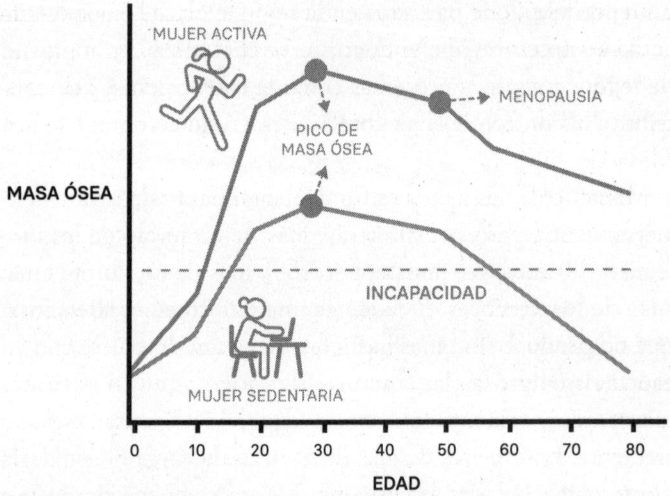

lustración 23: Cuanto más eleves la masa ósea durante la juventud, menos riesgo de osteoporosis tendrás durante la vejez.

En resumen, si solo pudieras hacer una cosa por tus huesos, sería sin duda entrenar fuerza, y cuanto antes empieces mejor. Lograr un pico de masa ósea un 10 % más elevado en la juventud reduce hasta un 50 % el riesgo de fractura en la vejez.

Y algo similar ocurre en el caso de las articulaciones. Pocos se acuerdan de ellas hasta que duelen, pero los problemas articulares suelen limitar nuestra movilidad y actividad física con la edad, y frustran además la carrera de muchos deportistas.

Hay multitud de problemas distintos, pero suelen compartir los mismos mecanismos. La osteoartritis (o artrosis) es el trastorno más común y por tanto al que prestaremos más atención, pero la mayoría de las recomendaciones son aplicables al resto de los problemas articulares.

La osteoartritis se caracteriza por una pérdida gradual de cartílago, que con el tiempo hace que los huesos se lleguen a tocar.

Esto produce dolor, que se amplifica por la formación de calcificaciones anormales en los extremos de los huesos.

Según la visión tradicional, el sobreuso es la causa principal de la pérdida de cartílago, pero no es cierto en la mayoría de los casos. Si fuera así, veríamos muchos más problemas en deportistas, pero los trastornos articulares son más frecuentes en personas sedentarias. La actividad física se asocia con más volumen de cartílago, no con menos. Por ejemplo, las personas con cuádriceps fuertes suelen mostrar menos degradación del cartílago de la rodilla. Incluso los corredores tienen menos tasas de osteoartritis que las personas sedentarias. El cartílago, ese acolchamiento articular, se beneficia del impacto rítmico de caminar o correr. El movimiento libera además lubricina en el líquido sinovial, una proteína lubricante que protege el cartílago.

La actividad física no solo previene los problemas articulares, sino que ayuda en la rehabilitación, reduciendo también el dolor. De hecho, el ejercicio es, con diferencia, el tratamiento más efectivo. Pero, como siempre, la dosis importa. Un exceso de entrenamiento y, sobre todo, acumulación de lesiones podría acelerar el daño al cartílago y aumentar la prevalencia en algunos deportistas.

Otra causa importante de osteoartritis es el sobrepeso. Cargar con kilos de más supone un estrés adicional a nivel articular. Perder peso reduce hasta en un 50 % el riesgo de artrosis. Y, por último, la inflamación crónica de bajo grado daña el cartílago elevando el riesgo de osteoartritis en todas las articulaciones. Es decir, la artrosis no es un problema meramente mecánico, sino también bioquímico.

¿Es muy tarde para empezar?

Cuanto antes empieces a hacer actividad física, más elevarás tu curva de vitalidad, pero nunca es tarde para empezar. Nuestro cuerpo es más resiliente de lo que pensamos. Varios estudios indican que las personas de entre 30 y 40 años que empiezan a entrenar fuerza ganan músculo con casi la misma facilidad que los adolescentes de 18 años.

Otro estudio sometió a un grupo de personas de más de 65 años a un entrenamiento de fuerza de varios meses. Antes de empezar, su fuerza era un 59 % inferior a la de personas jóvenes. Tras seis meses de entrenamiento mejoraron un 50 % sus niveles de fuerza, estrechando la diferencia con las personas jóvenes al 38 %. Y, lo más sorprendente, se observó un cambio en la expresión de casi seiscientos genes en el tejido muscular, lo que creó un fenotipo genético más similar al de personas de

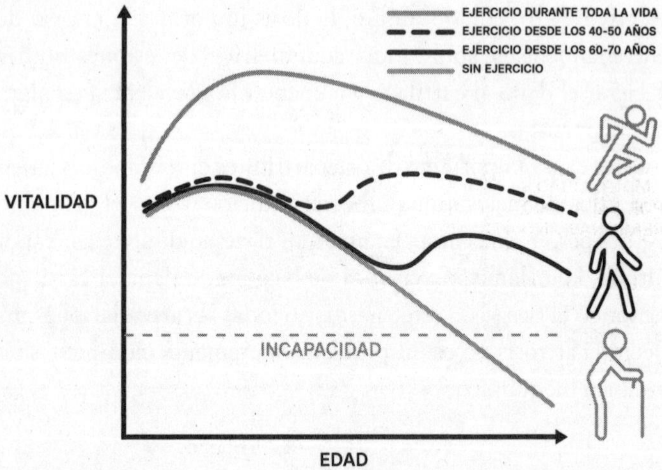

Ilustración 24: Cuanto antes empieces a entrenar, mejor, pero te ayudará a cualquier edad.

menor edad. En resumen, se consiguió revertir parte de la huella molecular de la sarcopenia, como la denominaron los investigadores.

Con el paso del tiempo el progreso será un poco más lento, pero nunca es tarde. Se han observado ganancias de fuerza y masa muscular en personas que empiezan a entrenar con más de 90 años.

El movimiento es la base

Si solo pudieras hacer un tipo de actividad física, sin duda sería caminar, y simplemente moverse más a baja intensidad, en la zona 1. Como demostró el estudio en los conductores y revisores de los autobuses de Londres, el simple hecho de romper el sedentarismo cada cierto tiempo y moverse ligeramente reduce la mortalidad.

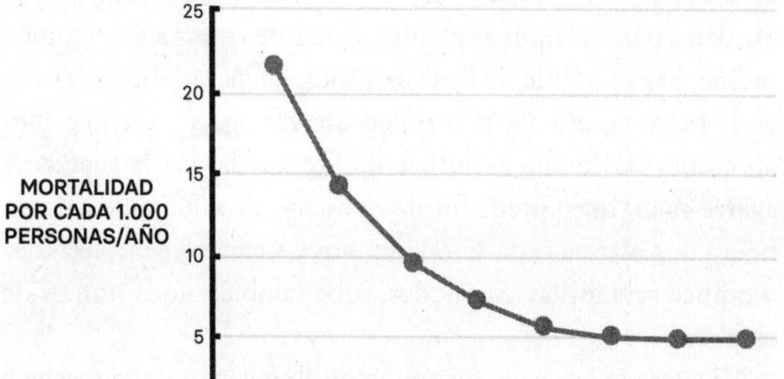

Ilustración 25: Caminar más te aleja de la muerte. Adaptado de Saint-Maurice 2020.

Los famosos diez mil pasos diarios son un objetivo loable, pero buena parte de los beneficios se obtienen con menos. Pasar de dos mil pasos diarios a seis mil reduce la mortalidad a la mitad. Los estudios con relojes epigenéticos concluyen que cada mil quinientos pasos adicionales que se dan al día se ganan diez meses de vida.

Y caminar no es la única opción. En los últimos años se han popularizado los snacks de movimiento, que consisten en incluir ráfagas breves de actividad física a lo largo del día. Por ejemplo, antes de ducharte por la mañana, mientras llega el agua caliente, haz diez o veinte sentadillas. Mientras tienes el café en el microondas o se prepara tu batido, haz una plancha apoyando las manos sobre la encimera. Puedes también hacer levantamientos de talones, y la activación del sóleo es especialmente efectiva para regular la glucosa y los triglicéridos en sangre. Si vas a la oficina o la universidad en metro, usa las escaleras convencionales en vez de las mecánicas. Si trabajas en un edificio de varias plantas, sube y baja por las escaleras en vez de usar el ascensor. O usa el ascensor durante parte del trayecto, pero recurre a las escaleras para las últimas plantas. Antes de entrar a una reunión online, haz una serie de flexiones sobre la mesa. Mientras estás en la reunión, usa algún fortalecedor del agarre. Ocho o diez apretones por mano es suficiente. Recuerda que la fuerza de agarre es un buen predictor de tu estado de salud global. Configura una alarma cada 45-60 minutos y, cuando suene, haz diez o quince sentadillas. Si puedes, sube también unos tramos de escaleras.

Mientras te lavas los dientes, equilíbrate sobre una pierna y cámbiala cada treinta segundos. Coloca una barra de dominadas en una puerta y haz una dominada (idealmente dos o tres) cada vez que pases por debajo. Si no puedes hacer dominadas, cuélgate diez o veinte segundos. Mientras ves una serie por la noche, haz unos puentes de glúteos en el suelo o unos ejercicios de movilidad. No se trata de obsesionarse con estos snacks de movimiento, pero los estudios son claros: romper el sedentarismo con frecuencia alarga nuestra vida con salud.

¿Acorta la vida hacer mucho ejercicio?

Es entendible que hasta hace unas décadas se dudase de los beneficios del ejercicio. Si un médico evaluase por primera vez el efecto inmediato del ejercicio en el cuerpo, lo prohibiría. Al entrenar se elevan la presión arterial, la glucosa, los radicales libres, el cortisol y la inflamación. Se dañan los músculos y se golpean las articulaciones. ¿Cómo puede esto beneficiarnos a largo plazo? Si prestaste atención al capítulo anterior, ya sabes la respuesta: hormesis. El ejercicio es una pequeña adversidad que nos fortalece. Y, como cualquier estresor, tiene una dosis óptima a partir de la cual nos podría dañar. Pero, por suerte, la dosis necesaria para que el ejercicio acorte nuestra vida es muy elevada.

Si miramos, por ejemplo, la esperanza de vida de los atletas de élite en los deportes más extenuantes, como los ciclistas profesionales, no vemos una menor esperanza de vida, sino todo lo contrario. Por ejemplo, un estudio analizó la esperanza de vida de 834 ciclistas de élite que habían participado en el Tour de Francia entre 1930 y 1964. Concluyó que los ciclistas vivieron, de media, ocho años más que la población general. Otro gran estudio, titulado «*Survival of the fittest*», evaluó la esperanza de vida de los medallistas olímpicos durante décadas, y también demostró que el nivel de entrenamiento necesario para triunfar en los Juegos Olímpicos no solo no acorta la vida, sino que la extiende.

A pesar de estas conclusiones, todavía hay incógnitas. Por ejemplo, un estudio publicado en la revista *JAMA Cardiology* monitorizó a más de veinte mil maratonistas, con una edad media de 52 años. A lo largo de quince años de seguimiento, los científicos midieron la densidad de las placas que presentaban en las arterias coronarias y observaron, con sorpresa, que los que más horas entrenaban tenían más acumulación de calcio coronario. Sin embargo, su mortalidad era claramente inferior a la de la población general. De hecho, los que más entrenaban y más calcio coronario acumulaban vivían más. Algunos denominan a este efecto la paradoja del corredor, y todavía no tiene explicación. Se especula con que esta placa coronaria sería una adaptación más al ejercicio y no una señal de patología, como sí lo es en la población sedentaria. Esta placa asociada a un alto volumen de entrenamiento sería más estable, con menos probabilidad de liberarse y causar un infarto.

Esto no quiere decir que practicar demasiada actividad física no comporte riesgo. Es lógico pensar que, como con cualquier estresor, la relación entre la dosis y el beneficio tiene forma de U. Nuestros ancestros hacían muchos esfuerzos físicos, pero no corrían maratones a diario.

Por otra parte, los estudios en atletas de élite no son siempre aplicables a la población general. Para empezar, si han llegado a la élite de un deporte es porque tienen capacidades físicas especiales. Además, pueden dedicarse en exclusiva a entrenar y a descansar. Esto es clave, porque no solo importa el estrés que aplicamos al cuerpo, sino también nuestra capacidad de recuperación. No es lo mismo entrenar tres horas diarias, pero comiendo bien y descansando después, que realizar entrenamientos extenuantes mientras lidias con un trabajo estresante y cuidas a hijos pequeños. Y si hablamos de deportes con movimientos muy repetitivos, como correr, sí parecen elevarse las lesiones por sobreuso al aumentar el volumen de entrenamiento por encima de cierto umbral.

Pero la conclusión general es que nuestro cuerpo está mucho mejor adaptado a una alta cantidad de ejercicio que al sedentarismo. El punto donde la curva se da la vuelta es más alto de lo que pensamos.

Protocolo de entrenamiento Vive Más

No existe un protocolo óptimo para todo el mundo, pero una forma práctica de combinar todo lo anterior sería a través de la siguiente pirámide de actividad física para la longevidad.

En la base estaría la actividad física de baja intensidad, como caminar y hacer snacks de movimiento. El objetivo sería sumar, al menos, una hora al día. En el siguiente nivel estarían el entrenamiento en zona 2 y el entrenamiento de fuerza. Les asigno la

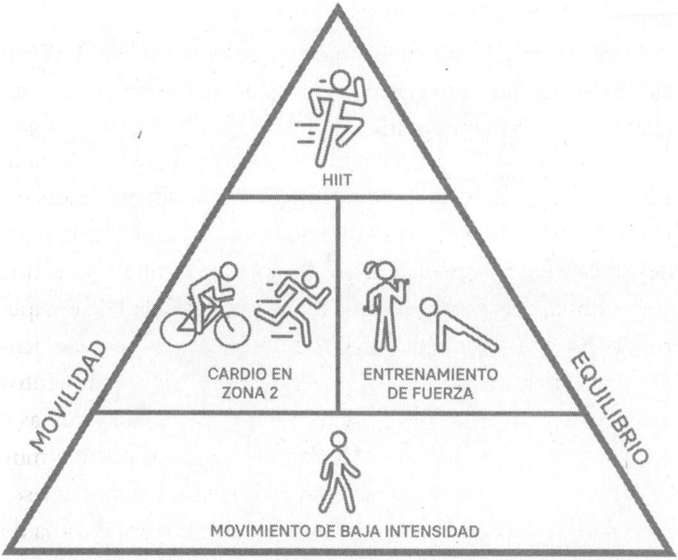

Ilustración 26: Pirámide de entrenamiento Vive Más.

misma importancia, aunque puedes cambiar los porcentajes en función de tus preferencias, sin ignorar ninguno de ellos. Al menos deberías incluir, cada semana, 2 sesiones aeróbicas en zona 2 y dos sesiones de fuerza, mejor si es en días separados, pero tampoco es un problema hacer fuerza y ejercicio aeróbico en la misma sesión. En este caso es más recomendable empezar con los ejercicios de fuerza. En la punta de la pirámide incluiríamos una o dos sesiones semanales de entrenamiento HIIT de alta intensidad, en zona 5. Es suficiente con quince o veinte minutos por sesión.

En los laterales de la pirámide estarían la movilidad y el equilibrio o estabilidad. Puedes practicar sesiones específicas para mejorar estas capacidades, pero para optimizar el tiempo puedes trabajarlas en las sesiones habituales o incluir pequeños desafíos a lo largo del día.

Más detalles de todo esto en <fitnessrevolucionario.com/vivemas>.

El resumen de este capítulo es sencillo: si no haces ejercicio, estás privando a tu cuerpo del mejor tratamiento antienvejecimiento. Y además es gratis.

7

Comida para una larga vida

«Una barriga llena
es la madre de todos
los males».

Benjamin Franklin

Luigi Cornaro fue un noble escritor y mecenas veneciano nacido en 1484. Su acomodada posición le permitió llevar una vida opulenta en una era en la que abundaba la pobreza. A los 35 años, sin embargo, se hizo consciente del precio de sus excesos. Aquejado de una larga lista de problemas y molestias, decidió cambiar su dieta. Su nueva alimentación se limitaba a 400 gramos de comida al día e incluía sopa con huevo, carne, pescado, pan y vino.

En poco tiempo, todos sus males desaparecieron. A partir de esta experiencia, se convirtió en defensor y divulgador de la moderación. Con más de 80 años publicó su tratado *Discursos de la vida sobria*, donde proponía un ideal de vida austero. El manual se convirtió en un éxito de ventas y quizá fue el primer best seller en la categoría de dietas. Se tradujo a multitud de idiomas y su influencia se extendió hasta principios del siglo XX. Figuras reconocidas, como Benjamin Franklin o Thomas Edison, atribuían su salud y longevidad a las recomendaciones de este manual.

La ciencia de la nutrición ha avanzado mucho desde los tiempos de Cornaro, pero la premisa básica de la moderación sigue siendo una de las claves de una buena alimentación. Hay división de opiniones sobre cuáles son los mejores alimentos, pero al menos en un aspecto hay cada vez más consenso: la clave es mantener un peso saludable con una buena proporción entre músculo y grasa.

Hay muchas dietas posibles para lograr este objetivo, y el mejor enfoque para cada persona dependerá de su genética, su nivel de actividad física y sus preferencias. Los estudios recientes concluyen que seguir una buena dieta puede alargar la vida entre seis y diez años, dependiendo de lo pronto que empecemos. ¿Y qué consideran los investigadores una buena dieta? Veamos.

La pirámide nutricional de la longevidad

La ciencia de la nutrición es compleja y no existe una dieta perfecta, pero podríamos proponer la siguiente pirámide a partir de los estudios que evalúan la esperanza de vida en relación con el consumo de cada grupo de alimentos.

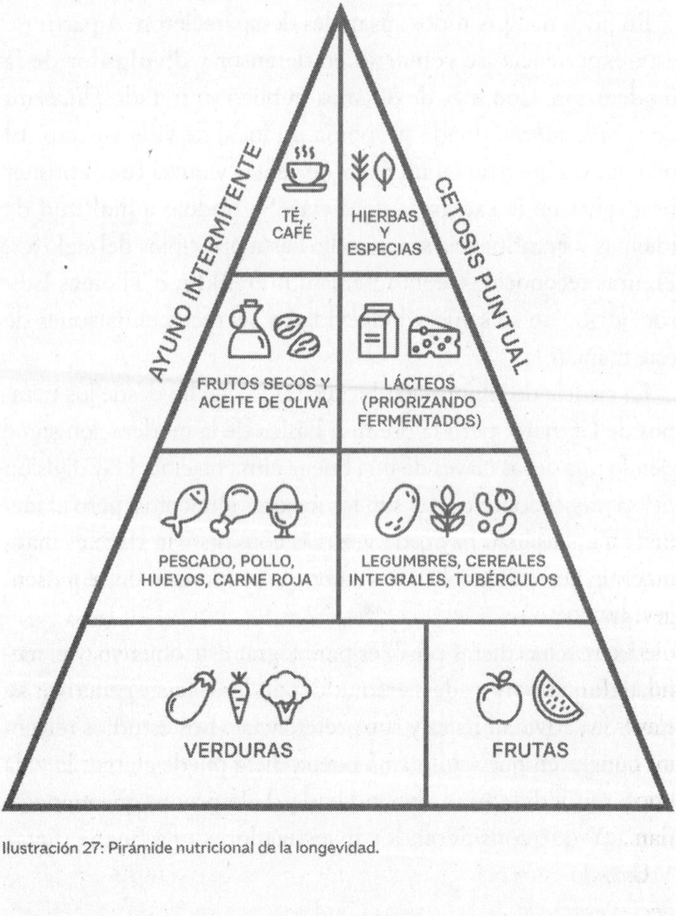

Ilustración 27: Pirámide nutricional de la longevidad.

Podemos afinar más, ya que distintos estudios nos orientan sobre las cantidades aproximadas de cada grupo de alimentos que deberíamos incluir en nuestra dieta para aumentar la longevidad, como refleja la siguiente tabla.

GRUPO DE ALIMENTOS	CANTIDAD RECOMENDADA AL DÍA
VERDURA	325-400 g
FRUTA	300-400 g
LEGUMBRES	100-200 g
CEREALES INTEGRALES	100-200 g
PESCADO	125-200 g
FRUTOS SECOS	15-30 g
HUEVOS	25-40 g
CARNE BLANCA	50-60 g
LÁCTEOS	200-250 g
CARNE ROJA	< 100 g
CARNE PROCESADA	< 25 g
ACEITE DE OLIVA (O SIMILAR)	25 ml
CEREALES REFINADOS	< 50 g
BEBIDAS AZUCARADAS	< 250 ml

Como puedes ver, este enfoque es bastante similar a la famosa dieta mediterránea, y no es casualidad. Esta dieta cuenta con la mayor evidencia científica en cuanto al impacto positivo en la longevidad, pero se puede mejorar. Varios estudios han usado esta dieta como base, pero la han complementado con una mayor cantidad de compuestos que atacan de manera directa algunas de las claves del envejecimiento. Entre estos compuestos se encuentran los nutrientes que potencian la autofagia, que actúan como senolíticos naturales, que favorecen la metilación, que reducen la inflamación o que previenen la disfunción mitocondrial.

Usando estos enfoques nutricionales, se han reportado rejuvenecimientos de varios meses, medidos con relojes epigenéticos, tras seguir la dieta durante más de un año. El efecto a largo plazo es incierto, y para estimarlo debemos basarnos en grandes estudios observacionales. Estos son menos precisos que los ensayos clínicos, pero permiten evaluar poblaciones mucho más grandes.

Veamos a continuación el impacto de cada gran grupo de alimentos en la longevidad y algunas recomendaciones para optimizar su ingesta.

Verdura y fruta

Casi todos los expertos en longevidad coinciden en que nuestra alimentación debería estar basada en verdura y fruta, y más cantidad de la primera que de la segunda. Por ejemplo, un metaanálisis de casi treinta estudios llevado a cabo por la Asociación Americana del Corazón concluyó que el nivel más bajo de mortalidad se logra con unas cinco porciones de verdura y fruta al día, que coincide con las recomendaciones generales.

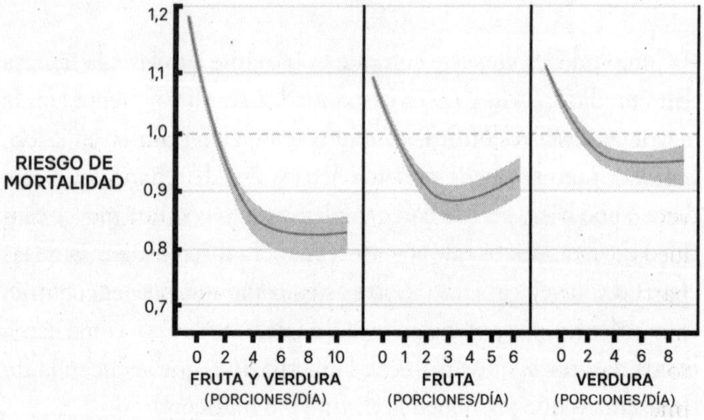

Ilustración 28: El consumo de verdura y fruta se asocia con menor mortalidad. Adaptado de Wang 2021.

Sin embargo, el punto más bajo de mortalidad en el caso de las frutas se logra con dos o tres porciones diarias, y a partir de ese punto el beneficio se reduce. En el caso de la verdura, la curva nunca se da la vuelta, pero tampoco se observa una menor mortalidad a partir de cuatro porciones diarias.

Una gran revisión de noventa y cinco estudios hizo un análisis similar, pero basado en cantidades, y concluyó que el menor riesgo de mortalidad se alcanzaba al consumir entre 600 y 800 gramos de verdura y fruta al día. Si se lograse ese consumo a nivel global, afirmaban los investigadores, se prevendrían entre seis y ocho millones de muertes prematuras al año en todo el mundo.

Por otra parte, no todas las frutas y verduras son iguales. Dentro de las verduras, las de hoja verde son ricas en luteína, vitamina K, nitrato, ácido fólico, betacaroteno, alfa-tocoferol y kaempferol. Un estudio llevado a cabo con casi mil personas de más de 58 años indicó que el consumo diario de este tipo de verduras, como espinaca, rúcula o acelga, se asocia con una edad cognitiva varios años menor. La remolacha es también rica en nitratos, que elevan la producción de óxido nítrico, un compuesto que reduce la presión arterial y mejora tanto la salud coronaria como el rendimiento deportivo.

Hasta hace relativamente poco solo se valoraban nutrientes como vitaminas y minerales, para los que hay ingestas diarias recomendadas. Estos compuestos son muy importantes, desde luego, y por ejemplo nutrientes como las vitaminas B6, B12 o B9 participan en la regulación epigenética. Sin embargo, en los últimos años ha aumentado el interés por los polifenoles, un conjunto de compuestos capaces de regular muchas claves del envejecimiento.

El poder de los polifenoles

Los polifenoles son fitoquímicos, es decir, compuestos químicos producidos por las plantas. No se consideran esenciales y no existen dosis diarias recomendadas, pero la ciencia reciente indica que son mucho más beneficiosos de lo que se pensaba. Irónicamente, las plantas no producen estos compuestos para mejorar nuestra salud ni aumentar nuestra longevidad, sino para matarnos. Dado que las plantas no pueden luchar ni huir, producen distintas armas químicas para defenderse de sus depredadores, entre ellos nosotros. Estos compuestos también las protegen de agresores externos, como el frío o la radiación ultravioleta. Por este motivo, las plantas salvajes tienen más polifenoles que las cultivadas.

Muchos polifenoles ejercen su magia activando el factor de transcripción Nrf2, que potencia la producción de nuestros propios antioxidantes. De ellos, el glutatión es el más importante. Nuestro cuerpo detecta estos pequeños venenos y, a través de la hormesis, eleva nuestras defensas. Dentro de los polifenoles con mayor activación de este factor de transcripción destacan las epigalocatequinas (EGCG) del té verde, el sulforafano de las crucíferas (como brócoli, berros, repollo, coliflor, lombarda o kale), la curcumina (principal compuesto activo de la cúrcuma) y el ácido elágico (presente en fresas, frambuesas o granadas).

Otro polifenol muy popular es el resveratrol, que saltó a la fama en el año 2006 tras demostrar que alarga la vida de los ratones. Hablaremos más adelante de este compuesto, aunque la ciencia de la longevidad lo está dejando atrás en favor del pterostilbeno, que tiene propiedades similares, pero es más biodisponible. Podría activar algunas sirtuinas y tener un efecto positivo en la reducción del riesgo de cáncer y enfermedad cardiovascular, los dos asesinos principales de nuestra sociedad. Está presente en los arándanos rojos o azules, las frambuesas, las moras, las uvas y las almendras.

Algunos alimentos, como las granadas, las nueces, las castañas, las fresas y las frambuesas contienen polifenoles llamados elagitaninos, que algunas bacterias de la microbiota pueden convertir en urolitina A. La urolitina A es una molécula muy interesante, capaz de elevar la autofagia mitocondrial. Un estudio observó que, al suplementar a adultos de entre 40 y 64 años con este compuesto durante cuatro meses, mejoraron su VO_2 máx y su fuerza muscular.

Otros polifenoles tienen el poder de eliminar células senescentes, y entre ellos destacan la fisetina y la quercetina. Añadir alimentos ricos en estos compuestos reducirá las células zombi que contribuyen al envejecimiento. Las fresas son la mejor fuente de fisetina, pero también está presente en las manzanas y los caquis. Entre los alimentos más ricos en quercetina encontramos las alcaparras, las cebollas, el cacao, los espárragos y los arándanos rojos.

Fibra, microbiota y longevidad

Otro gran beneficio de las frutas y las verduras es su aporte en fibra, el alimento preferido de nuestra microbiota. Ahora somos conscientes del gran impacto que nuestras bacterias desempeñan en nuestra salud general, y en el proceso de envejecimiento en particular.

A medida que envejecemos se producen cambios medibles en la microbiota. Esta pierde diversidad y se reduce la población de algunas bacterias especialmente beneficiosas. La disbiosis intestinal se asocia con más riesgo de resistencia a la insulina, diabetes y obesidad. Las personas centenarias tienen microbiotas más diversas que la población general y mayor proporción de bacterias como *Akkermansia muciniphila*. Se observa también menor mortalidad entre las personas con mayores niveles de butirato, un compuesto producido por nuestras bacterias al fermentar fibra. Este butirato (o ácido butírico) reduce la inflamación y el riesgo de cáncer colorrectal.

Por otra parte, se ha visto que traspasar la microbiota de ratones jóvenes a ratones mayores alarga la vida de estos últimos. Y al revés. Los ratones jóvenes que reciben la microbiota de ratones envejecidos muestran un declive más rápido. Es decir, los cambios en la microbiota que se producen con la edad no son una simple consecuencia del paso del tiempo, sino que son un regulador del propio proceso de envejecimiento. Esto parece lógico si entendemos que nuestras bacterias modulan la inflamación, influyen en multitud de procesos metabólicos e impactan en nuestra salud cognitiva a través del eje intestino-cerebro.

Como explico en mi libro *Saludable Mente*, muchos factores de nuestro estilo de vida influyen en la microbiota, pero el más importante es la alimentación. Para tener una microbiota diversa debemos seguir una dieta diversa, que incluya distintos tipos de fibras, alimentos fermentados y polifenoles.

Entre las fibras más beneficiosas destacan los beta-glucanos, presentes en las setas y en algunos cereales como la avena. También la pectina, una importante fibra soluble presente en verduras como la achicoria, la cebolla, el ajo, el cardo y la alcachofa. Los mucílagos, por su parte, están presentes en las semillas de chía o de lino, en algunas algas y además en los higos. Otro interesante alimento para las bacterias es el almidón resistente, que se encuentra en alimentos como las patatas y el arroz, en especial al enfriarse. Por último, podemos destacar la cáscara o polvo de psilio (o *psyllium*). Tradicionalmente se usó para tratar el estreñimiento, pero los estudios recientes indican que sus efectos positivos son mucho más extensos: regula los niveles de glucosa en sangre, mejora el perfil lipídico y favorece la diversidad microbiana. Puedes tomar unos gramos diluidos en agua, añadirlos a un batido o usarlo en distintas recetas.

Un metaanálisis reciente concluyó que la ingesta de 30 gramos de fibra al día se asocia con una mortalidad un 20 % menor respecto a una ingesta muy baja.

Hongos y setas

Aunque usamos los términos hongos y setas para referirnos a lo mismo, son cosas distintas. Las setas son en realidad la fruta del hongo, cuyo cuerpo principal permanece oculto bajo el terreno, formando una extensa red de filamentos denominada micelio. En Oriente, las setas se han usado durante miles de años como medicina y también como elemento esencial en su cocina.

Los hongos son la base de muchos antibióticos, y el hongo de la penicilina es al que más personas deben la vida. Su descubrimiento nos dotó de una poderosa arma contra las enfermedades infecciosas que nos diezmaban. Y, de hecho, al comer sus frutos estos parecen traspasarnos parte de sus capacidades, ya que ayudan a regular el sistema inmunitario. Las setas son buena fuente de distintos tipos de betaglucanos, que no solo mejoran la microbiota, sino que han demostrado luchar contra el cáncer y tener un efecto antiinflamatorio.

Además del reconocido aporte de glutatión de las setas, nuestro antioxidante más poderoso, en los últimos años ha cobrado especial interés su contenido de ergotioneína. Este es un curioso aminoácido con impacto en distintas claves del envejecimiento, pues protege los telómeros y las mitocondrias. La reducción de los niveles de ergotioneína se asocia con un envejecimiento más rápido.

Todo lo anterior podría explicar por qué los estudios en distintos países concluyen que el consumo de setas se asocia con mayor longevidad y mejor salud en general.

Frutos secos

Los frutos secos aportan una buena combinación de proteína, carbohidrato y grasa, pero son también ricos en fibras prebióticas y multitud de polifenoles.

Algunas personas los evitan por ser muy calóricos, ya que aportan unas 600 calorías por cada 100 gramos. Sin embargo, el consumo frecuente de frutos secos se asocia con menos sobrepeso. ¿Cómo se explica esta paradoja? En primer lugar, la combinación de proteína, fibra y grasa que aportan es saciante y hace que comamos menos de otros alimentos. Y, sobre todo, tienen baja absorción energética, por lo que no recibimos realmente todas sus calorías. Esto cambia si en vez de comer los frutos secos enteros los convertimos en crema, y en estos casos debemos tener más cuidado. La ingesta de diez almendras en forma de crema nos hará absorber un 30 % más de energía que si comemos las almendras enteras, además de que producirán menos saciedad.

Varios estudios llevados a cabo con cientos de miles de personas concluyen que el consumo de un puñado de frutos secos al día, entre 15 y 30 gramos, se asocia con una mortalidad un 19 % menor. Hay más estudios con nueces, almendras, avellanas y pistachos, pero puedes consumir los que más te gusten. Al combinarlos aprovecharás sus distintos perfiles nutricionales.

Legumbres y cereales integrales

Tanto las legumbres como los cereales integrales son parte importante de la dieta mediterránea. Según varios metaanálisis, las ingestas que se asocian con más longevidad estarían entre 100 y 200 gramos diarios de legumbres y de cereales integrales. Por supuesto, son datos generales, pero podríamos destacar la avena en el caso de los cereales y las lentejas en el caso de las legumbres.

La avena tiene un perfil nutricional superior al de la mayoría de los cereales al aportar más proteína, buenas cantidades de minerales como manganeso, zinc, fósforo y magnesio, y vitaminas como folato, B1 y B5. Además de estos nutrientes convencionales, aporta otros especiales, poco comunes en la mayoría de los alimentos. Al igual que las setas, la avena es rica en betaglucanos, un tipo de fibra muy estudiada por sus propiedades beneficiosas. También contiene avenantramidas, un grupo de polifenoles con alto potencial antioxidante, que eleva además la producción de óxido nítrico.

Dentro de las legumbres, las lentejas y las alubias cuentan con la mayor evidencia sobre beneficios para la salud. En el caso de la soja, varios estudios muestran mayor reducción de la mortalidad en el caso de la soja fermentada, en preparaciones como miso o tempeh.

Aceite de oliva

Un estudio con más de cuarenta mil personas de distintas comunidades de España, que se extendió durante trece años, observó una reducción de más del 20 % del riesgo de mortalidad entre las personas que tomaban un par de cucharadas al día de aceite de oliva (20-30 ml). Otro gran metaanálisis posterior analizó el impacto de distintas fuentes de aceites monoinsaturados en la mortalidad y concluyó que el aceite de oliva ofreció la mayor protección.

Este aceite es rico en antioxidantes como vitamina E, pero aporta además polifenoles, que han demostrado ejercer un efecto beneficioso sobre casi todas las claves del envejecimiento. Por ejemplo, el oleocantal se considera un potente antiinflamatorio, la oleuropeína facilita la activación de la telomerasa (que alarga los telómeros) y el hidroxitirosol previene daños al ADN.

Estos compuestos están presentes en mayor medida en el aceite virgen, y mucho menos en el refinado. Un estudio publicado en la revista *Nature* solo encontró mayor longevidad entre las personas que consumían aceite de oliva virgen.

Lácteos

La leche genera fuertes divisiones. Para unos es el alimento perfecto, y de hecho ocupa un lugar privilegiado en la pirámide nutricional clásica. Para otros, sin embargo, es el demonio líquido. En el campo de la longevidad, algunos la desaconsejan por su capacidad de activar la vía mTOR. Al fin y al cabo, está diseñada para la primera etapa vital de los mamíferos, donde el objetivo es desarrollarse y crecer.

Pero al analizar los resultados de grandes estudios observacionales no se ve un impacto relevante de la leche en la longevidad, ni positivo ni negativo. No parece que ayude a vivir más, pero tampoco eleva la mortalidad. Si hablamos de lácteos fermentados, sin embargo, la mayoría de los estudios concluyen que su consumo se asocia con mejor salud y menor mortalidad. Los lácteos fermentados, como yogur o kéfir, son probióticos, que ayudan a desarrollar una microbiota más diversa. Además, el proceso de fermentación mitiga su impacto en la señalización de mTOR, lo que también podría contribuir a un efecto más positivo en el proceso de envejecimiento. Consumir entre 100 y 200 gramos diarios de lácteos fermentados parece lo ideal para la mayoría de los casos. No olvidemos que son, además, buena fuente de proteína y contienen una cantidad decente de minerales y vitaminas como calcio, zinc, fósforo, vitamina A y vitamina B12.

Algo parecido ocurre con el queso. Es también un lácteo fermentado y, aunque tienen un efecto probiótico menor que el yogur, se ha visto que su consumo eleva la producción de butirato y mejora el perfil lipídico. La dosis óptima diaria de queso depende de muchos factores, pero varios estudios han concluido que 40 gramos diarios se asocian con un riesgo menor de enfermedad cardiovascular y derrame cerebral.

Pescado

El consumo de dos o más porciones de pescado a la semana se asocia con un riesgo de mortalidad menor. Importa también la forma de preparación, y por ejemplo el pescado frito no reduce el riesgo tanto como el pescado a la plancha o al horno. Las conservas son también una buena opción.

Aunque todos los pescados aportan beneficios, son sobre todo recomendables los altos en omega 3 y bajos en mercurio, como sardinas, salmón, arenque, trucha o caballa.

El índice de omega 3 mide la cantidad de este ácido graso en nuestras células, y más concretamente en la membrana de los glóbulos rojos. Hay varios tipos de ácidos grasos omega 3, pero solo los EPA y DHA elevan el índice de omega 3, y son precisamente los que abundan en el pescado graso. Por ejemplo, si tienes sesenta y cuatro ácidos grasos en una membrana celular y tres son EPA o DHA, entonces tendrías un índice de omega 3 de 4,6 % (3/64). El menor riesgo de mortalidad se da en personas con un índice de omega 3 por encima de 8 %. Un estudio en más de dos mil sujetos, publicado en 2021, concluye que los fumadores con nivel alto de omega 3 mostraban la misma mortalidad que los no fumadores con bajo nivel de omega 3.

Y el pescado es mucho más que omega 3. Es también una buena fuente de yodo, selenio, vitamina D y proteína de alta calidad.

Carnes

La ingesta frecuente de carnes blancas, como pavo y pollo, se asocia con menor riesgo de mortalidad, pero sin llegar al mismo beneficio observado con el pescado. La carne roja, por el contrario, suele asociarse con más mortalidad. Hay, sin embargo, muchos factores que podrían explicar esta relación, y debemos explorarlos para aclarar el impacto de la carne roja en nuestra esperanza de vida.

Por un lado, las personas que consumen más carne roja suelen tener peores hábitos. No priorizan la carne de calidad y no suelen acompañarla de ensalada, sino de patatas fritas. Por ejemplo, un estudio encontró un mayor riesgo con el consumo de carne roja en personas con baja ingesta de fruta y verdura, pero no se vio un efecto negativo de la carne en el contexto de una buena dieta general.

Una revisión reciente, en la que participaron investigadores de varios países, evaluó la relación entre el consumo de carne de ciento setenta y cinco poblaciones y su esperanza de vida. Su conclusión fue que, incluso después de ajustar por variables como ingesta calórica, tasa de urbanización, educación y obesidad, el consumo de carne se relacionó con una longevidad mayor. Lo mismo concluyó un metaanálisis que evaluó el consumo de proteína animal en más de mil habitantes de la Toscana italiana durante veinte años.

Pero vemos que incluso las personas que se encuentran en los grupos de mayor consumo de carne roja en estos estudios, no la consumían a diario. Es decir, tomar algo de carne parece más beneficioso que no tomar ninguna cantidad. Pero ingerir mucha carne podría ser problemático, sobre todo para individuos sedentarios.

La carne roja es rica en hierro, un mineral importante, pero que en exceso produce oxidación, como vimos al hablar de los beneficios de donar sangre. Cocinar carne a altas temperaturas, en especial con exposición directa al fuego, en parrilla o barbacoa, eleva la producción de compuestos que podrían ser cancerígenos. Son más recomendables los métodos de cocción menos agresivos, como guisos, horno o *sous vide* (cocción al vacío a baja temperatura).

Es especialmente aconsejable limitar el consumo de carnes procesadas, sobre todo de embutidos industriales. Suelen elaborarse a partir de carnes de baja calidad, tienen menor densidad nutricional que la carne fresca e incluyen aditivos que podrían ser perjudiciales.

¿Alarga la vida la dieta vegetariana?

Algunos estudios encuentran menor riesgo de mortalidad en las personas que siguen dietas veganas o vegetarianas respecto a la población general. La pregunta sería si el beneficio se debe a la eliminación de los productos animales o al aumento de los productos vegetales. Para obtener una respuesta, varios estudios comparan el riesgo de mortalidad al igualar consumo de frutas y verduras en personas vegetarianas respecto a personas omnívoras, y al hacer esto no se observan beneficios en las dietas vegetarianas. Es decir, el beneficio de las dietas vegetarianas vendría de consumir más alimentos vegetales, no de reducir los productos animales. Por ejemplo, un estudio observó una reducción del 8 % en la mortalidad entre las personas veganas, pero añadir verdura y fruta a una dieta omnívora se asocia con una reducción de más del 30 %.

Varios metaanálisis observan más riesgo de fracturas y baja masa muscular en personas veganas debido a una menor ingesta de proteína y nutrientes presentes sobre todo en productos animales. Sin duda estos problemas pueden mitigarse con una planificación y suplementación adecuada, pero es un error pensar que eliminar los productos animales resultará en una dieta más saludable.

También debemos entender que las personas veganas tienen, en general, más poder adquisitivo y un mayor nivel educativo, ambos factores asociados con mayor longevidad. Hay muchos más restaurantes vegetarianos en barrios ricos que en barrios pobres.

Al considerar todos estos factores, diversos estudios en los que participan cientos de miles de personas de países desarrollados como Australia e Inglaterra no encuentran ningún beneficio en longevidad por seguir una dieta vegana.

Todas las poblaciones ancestrales conocidas son omnívoras, y parece que la combinación adecuada de alimentos vegetales y animales sería la receta ideal para vivir más y mejor.

Proteína e IGF-1

La proteína es el macronutriente más estudiado en el ámbito de la longevidad. Algunos investigadores opinan que la proteína nos ayuda durante la juventud, pero nos daña durante la vejez.

Nos hace más fuertes durante la etapa fértil a cambio de una vida más corta tras la madurez. Al menos estas fueron las conclusiones iniciales que se obtenían de muchos estudios en animales. Al alimentar con más proteína a insectos y ratones, estos acumulaban menos grasa y se reproducían más. Sin embargo, morían antes. Es la paradoja del crecimiento o la longevidad: invertir más recursos en crecimiento y reproducción parece limitar los recursos disponibles para procesos de regeneración.

La proteína estimula la vía mTOR e inhibe la AMPK. Este efecto es muy marcado en el caso de ciertos aminoácidos, como la leucina y la metionina. La proteína eleva el factor de crecimiento insulínico tipo 1 (o IGF-1), un potente activador de la mTOR, y unos niveles mayores de IGF-1 en sangre se asocian con más riesgo de cáncer.

A partir de lo anterior, la recomendación parecería clara: reducir la proteína para alargar la vida. La realidad, sin embargo, es más compleja. Los grandes metaanálisis recientes concluyen que las personas mayores que consumen niveles de proteína superiores a los mínimos recomendados (de 0,8 g/kg) sufren menos sarcopenia y menos mortalidad. Por el contrario, una ingesta menor de proteína se asocia con más riesgo de osteoporosis, fracturas y pérdida muscular. Por ejemplo, un estudio en el que participaron más de dos mil personas mayores observó que el grupo que consumía más proteína perdió un 40 % menos de su masa muscular que el grupo con menor ingesta de proteína. Otros estudios indican que añadir treinta gramos de proteína al día en la dieta de las personas mayores mejora su rendimiento físico y su sensibilidad a la insulina.

Podríamos concluir que el IGF-1 tiene un lado malo, pero también uno muy bueno. Un exceso de esta hormona puede aumentar el riesgo de cáncer, pero unos niveles deficientes son contraproducentes para los músculos, los huesos y el sistema inmunitario. Como siempre, la clave está en el equilibrio, y tanto unos niveles muy altos como muy bajos de IGF-1 se asocian con más mortalidad.

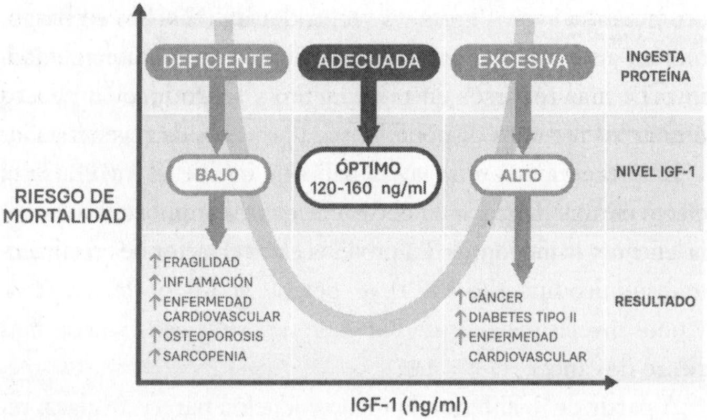

Ilustración 29: Niveles altos y bajos de IGF-1 se asocian con más mortalidad. Adaptado de Rahmani 2022 y Burgers 2011.

Además, la función del IGF-1 depende del tejido. Por ejemplo, la forma más rápida de aumentar la vida de un gusano es bloqueando el IGF-1 en el sistema nervioso. Pero, por el contrario, si se bloquea el IGF-1 en sus diminutos músculos muere antes.

Es decir, lo ideal sería una activación e inhibición selectiva. Buscamos mayor activación en el tejido muscular y menor activación en órganos donde pueda elevar el riesgo de cáncer. Por suerte, tenemos una forma de lograr este doble efecto, y es a través del ejercicio. El ejercicio lleva el IGF-1 al músculo, lo cual es beneficioso, y previene niveles elevados en tejidos susceptibles al cáncer.

Además, debemos diferenciar entre niveles constantemente elevados de IGF-1 en sangre y elevaciones puntuales tras la ingesta de proteína. Estas últimas no solo no son problemáticas, sino que son necesarias. De hecho, el ejercicio eleva el IGF-1 de manera puntual, pero reduce el riesgo de cáncer.

Por otra parte, deberíamos considerar el papel de los aminoácidos individuales. Un exceso de metionina acelera el envejecimiento, pero este efecto se neutraliza al elevar la ingesta de glicina. O, por ejemplo, el nivel de taurina en sangre se asocia con una salud mejor y se ha visto que este aminoácido ayuda a luchar contra las células senescentes, a mejorar la salud mitocondrial y a reducir el daño en el ADN. Al añadir más taurina a la dieta de ratones y monos mejora su salud y se mitigan varias claves del envejecimiento.

¿CUÁNTA COMIDA REPRESENTAN 100 g DE PROTEÍNA?

		PROTEÍNA
DESAYUNO 	50 g AVENA	7 g
	30 g NUECES	5 g
	20 g SEMILLAS DE CALABAZA	6 g
COMIDA 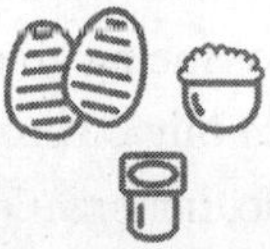	200 g POLLO	44 g
	150 g ARROZ (COCIDO)	5 g
	125 g YOGUR	4 g
CENA 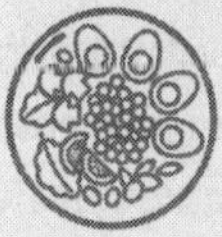	2 HUEVOS COCIDOS	12 g
	200 g GARBANZOS (COCIDOS)	11 g
	VEGETALES DE LA ENSALADA	3 g

Ilustración 30: Ejemplo de menú diario con un aporte de 100 g de proteína.

Tras evaluar la evidencia existente sobre la ingesta de proteína, la Sociedad de Medicina Geriátrica de la Unión Europea publicó una revisión donde recomendaba niveles de entre 1 y 1,5 g/kg de proteína al día, y al menos 1,2 g/kg en el caso de practicar actividad física. Solo recomiendan niveles inferiores en el caso de personas con enfermedad renal. Por ejemplo, una persona de 70 kilos debería comer entre 70 y 105 gramos de proteína al día, o un poco más si hace actividad física. Hablamos de gramos de macronutriente, no de comida. Por ejemplo, 100 gramos de pescado aportan entre 20 y 30 gramos de proteína, dependiendo del tipo.

En resumen, los niveles bajos o muy altos de proteína podrían ser problemáticos: los primeros por limitar la capacidad de regeneración de los tejidos; los segundos por promover demasiada división celular y aumentar el riesgo de cáncer.

Grasa

La grasa es un macronutriente importante para el cuerpo. No solo es una rica fuente de energía, sino que es la materia prima de las membranas celulares y de muchas hormonas. Simplificando, hay tres tipos de grasas: saturadas, monoinsaturadas y poliinsaturadas. Los alimentos, sin embargo, suelen combinar distintos tipos de grasa. Incluso el aceite de oliva, clasificado tradicionalmente como aceite monoinsaturado, tiene un 14 % de grasa saturada.

Si analizamos la evidencia global, priorizar el consumo de alimentos ricos naturalmente en grasa monoinsaturada parece la mejor recomendación que podemos hacer para aumentar la longevidad. Aquí destacan los aguacates, el aceite de oliva y los frutos secos. De hecho, estos dos últimos alimentos, el aceite de oliva y los frutos secos, son las estrellas del estudio PREDIMED, uno de los más completos sobre el impacto de la grasa en nuestra salud.

El estudio PREDIMED (PREvención con DIeta MEDiterránea) se desarrolló en España y aconsejó a sus siete mil quinientos participantes que siguieran una dieta similar a la dieta mediterránea como base, pero con tres variantes. A un grupo de participantes le regalaban un litro de aceite de oliva a la semana para que lo usasen generosamente en las comidas. A otro grupo le enviaban cada semana un paquete de frutos secos con la recomendación de consumir un puñado al día. Al tercer grupo le proponían simplemente restringir la grasa, limitando alimentos como aceite de oliva, frutos secos, pescado graso y carne que no fuera magra. El estudio estaba planificado para durar seis años, pero lo detuvieron tras solo cuatro. Era tan evidente que el grupo con dieta baja en grasa estaba teniendo peores resultados que parecía poco ético alargar el experimento. Tanto el grupo que consumía aceite de oliva como el que añadía un puñado de frutos secos al día sufrieron un 30 % menos de problemas coronarios y mortalidad durante esos años.

En el caso de los aceites poliinsaturados, una revisión reciente de la prestigiosa colaboración Cochrane concluye que elevar su ingesta se asocia con un riesgo menor de enfermedad cardiovascular, pero sin impacto aparente en la mortalidad. En cualquier caso, es difícil sacar conclusiones de este tipo de estudios, porque comparan alimentos muy distintos. Por ejemplo, el pescado graso o las semillas de lino son buenas fuentes del ácido graso poliinsaturado omega 3. Y, como hemos visto antes, su consumo mejora nuestra salud. Por otra parte, los aceites vegetales como los de girasol, soja o maíz son muy ricos en el ácido graso poliinsaturado omega 6. Estos aceites no son malos consumidos en frío, pero al calentarlos para freír se oxidan con facilidad y se asocian con más inflamación general. La recomendación en este caso sería priorizar alimentos naturalmente ricos en omega 3 y evitar cocinar con aceites grasos poliinsaturados.

Dejamos para el final las demonizadas grasas saturadas. A pesar de su mala fama, su impacto en la salud depende en gran medida de su origen. Por ejemplo, el aceite de palma refinado está presente en muchos productos procesados y su consumo es perjudicial. Otras fuentes poco recomendables de grasa saturada son los embutidos industriales y la bollería. Algunas personas son más sensibles a las grasas saturadas concentradas, como mantequilla o aceite de coco, y si los niveles de colesterol LDL en sangre se elevan en exceso con su consumo sería recomendable limitar estos alimentos. Sin embargo, los lácteos enteros fermentados se asocian con menor mortalidad, a pesar de ser ricos en grasa saturada. Otra revisión de la colaboración Cochrane, que estudió en este caso el impacto de las grasas saturadas, concluyó que un mayor consumo global (sin desglosar por su origen) se asociaba a un riesgo coronario ligeramente elevado, pero no observó impacto en la mortalidad general.

En resumen, lo ideal sería priorizar las grasas monoinsaturados, y en segundo lugar las poliinsaturadas mínimamente procesadas, en especial las ricas en omega 3. No deberíamos tener miedo a las grasas saturadas, pero es importante vigilar su origen y su impacto individual en los biomarcadores ligados a riesgo coronario.

Carbohidrato, insulina y longevidad

La insulina se identificó originalmente en mamíferos, pero poco después se descubrieron moléculas similares en otros animales, desde insectos hasta gusanos. Y, como hemos visto, una de las formas más sencillas de alargar la vida de estos organismos es deshabilitando los genes que codifican su versión de la hormona insulina.

Evidentemente la insulina es fundamental para la vida, ya que permite que la glucosa entre en las células para ser usada como energía o almacenada en forma de glucógeno, pero en exceso es problemática. Lo ideal sería regular la glucosa en sangre con las mínimas cantidades necesarias de insulina, y esto lo logramos mejorando nuestra sensibilidad a esta hormona. De hecho, las personas centenarias destacan por una buena sensibilidad a la insulina. Por el contrario, la resistencia a la insulina contribuye a la mayoría de las enfermedades crónicas modernas, como cáncer y aterosclerosis. Los diabéticos tipo 2 tienen el doble de riesgo de desarrollar trastornos cardiovasculares y algunos tipos de cánceres, entre otras muchas enfermedades. La resistencia a la insulina afecta también a nuestra capacidad cognitiva. Algunos expertos consideran que el alzhéimer es en realidad la manifestación de esta desregulación de la glucosa en el cerebro, de ahí su otra denominación: diabetes tipo 3.

Es importante aclarar que la resistencia a la insulina no se produce por comer carbohidratos, sino por un exceso energético constante. A medida que las reservas de grasa y glucógeno se llenan, la nueva glucosa tiene cada vez más dificultad para encontrar su lugar. Al igual que cuanto más hinchado está un globo más se resiste a la entrada de aire y más esfuerzo debes hacer para seguir hinchándolo, cuanta más grasa tengas más insulina tendrá que usar tu cuerpo para guardar la nueva glucosa. Además, si tu cuerpo se resiste a almacenar la glucosa nueva, esta pasará más tiempo en el torrente sanguíneo, causando problemas.

Los niveles elevados de glucosa en sangre dañan los tejidos y propician los productos de glicación avanzada (*Advanced Glyca-*

tion End-products, o AGE). Estos compuestos elevan la inflamación y nos hacen perder sensibilidad a la insulina. Hay varios marcadores para estimar los niveles promedio de glucosa en sangre, pero el más sencillo es la hemoglobina glicosilada, o HbA1c. Niveles elevados de HbA1c se asocian con telómeros más cortos y más células senescentes. No solo se dañan los glóbulos rojos, sino también las arterias, el colágeno de la piel y las articulaciones, los ojos y los riñones.

Algunos creen que al comer menos carbohidratos tendrán menos picos de glucosa, y por tanto requerirán menos insulina. El secreto para una larga vida, opinan, sería comer menos carbohidratos. Pero, al igual que vimos con la proteína, la cosa no es tan sencilla.

El investigador sueco Staffan Lindeberg estudió a los habitantes de Kitava, una exuberante isla tropical de Nueva Guinea. Reportó que la dieta de sus habitantes era rica en tubérculos como ñame, batata, taro y tapioca. Consumían también mucha fruta, como coco, plátano, papaya, piña, mango, guayaba y sandía. Casi un 70 % de la alimentación de los kitavanos procedía de los carbohidratos. Staffan comparó los niveles de insulina en sangre de los habitantes de Kitava con los de su Suecia natal. A igualdad de edad, los kitavanos tenían la mitad de insulina en sangre que los suecos. No solo eso, sino que mientras que en Suecia la insulina se elevaba con la edad, en Kitava permanecía más o menos igual.

La conclusión de esta investigación, y otras similares, es que la resistencia a la insulina tiene poco que ver con los carbohidratos y mucho con llevar un estilo de vida sedentario. Al hacer ejercicio se vacían las reservas de glucógeno, dejando espacio para nueva glucosa. Y cuanto más músculo tengas, más glucosa podrás almacenar sin causar problemas. Un exceso de carbohidratos refinados, combinados con baja actividad física y poca masa muscular, es la receta perfecta para desarrollar resistencia a la insulina.

Alimentos que envejecen

Hasta ahora nos hemos centrado en los alimentos que debemos priorizar, pasemos ahora a los que debemos evitar. Una mala dieta acorta la vida en casi una década. Se culpa con frecuencia a alimentos concretos, como el azúcar, y sin duda tiene parte de culpa. Las dietas donde el azúcar añadido supone más del 20 % de las calorías totales se asocian con un 30 % más de mortalidad, sobre todo cuando una parte relevante de ese azúcar viene de bebidas. Un estudio llevado a cabo en México concluyó que el 7 % de todas las muertes anuales eran atribuibles al consumo de bebidas azucaradas.

Sin embargo, el problema no es solo el azúcar, sino el producto en sí que la contiene. En muchos países desarrollados los alimentos ultraprocesados aportan más de un tercio de las calorías totales. Suelen contener mucho azúcar, pero también grasas refinadas y multitud de aditivos. Al ser bajos en fibra y proteína son poco saciantes, y al ser hiperpalatables hacen que comamos más. Un estudio comprobó que al incluir más alimentos ultra procesados en las dietas de los participantes estos comieron 500 calorías más al día.

Otro estudio, esta vez llevado a cabo con casi doce mil personas en España, concluyó que consumimos, de media, 385 gramos de alimentos ultraprocesados al día. A lo largo de siete años, las personas que más ultraprocesados comieron sufrieron un 40 % más de mortalidad respecto a las que menos. Y vemos resultados similares en otros muchos países.

Estos productos favorecen un superávit calórico constante que eleva la señalización mTOR e inhibe la AMPK, sobre todo en ausencia de actividad física. Además, sus calorías no vienen acompañadas de los nutrientes y polifenoles con los efectos antienvejecimiento que revisamos antes. Las personas con mayor consumo de productos ultraprocesados experimentan mayores niveles de inflamación crónica y tienen microbiotas más pobres.

En las últimas décadas, algunos tipos de cáncer se han reducido, como el cáncer de pulmón, pero otros han aumentado de manera importante, sobre todo entre las personas jóvenes. Destaca, por ejemplo, el aumento de cánceres ligados al sistema digestivo, y aunque esta enfermedad es multifactorial, parece evidente que se ha agravado por el tsunami de alimentos ultraprocesados que ha inundado los supermercados. Estos alimentos son muy rentables para la industria, porque se basan en materias primas baratas y aguantan muchos meses en las estanterías del súper. Como regla general, cuanto más larga sea la vida de tu comida, más corta será la tuya.

Por otra parte, el impacto de los alimentos sobre la salud depende de su forma de preparación. Las versiones fritas de muchos productos, como las patatas, la carne o el pescado, se asocian con más riesgo de mortalidad que si se elaboran con métodos menos agresivos, como al horno o en forma de guisos.

Otro tema controvertido en la ciencia de la longevidad es el papel del alcohol, y en especial del vino. La mayoría de las personas centenarias consumen vino, y multitud de estudios encuentran una relación en forma de U entre el vino y la mortalidad. Es decir, el exceso de alcohol se asocia con más mortalidad, pero también la abstinencia total. La dosis que parecía ofrecer más protección se situaba entre una y dos copas de vino al día, y esta fue la recomendación oficial durante mucho tiempo. Muchos investigadores hablaban del efecto protector de ciertos polifenoles del vino sobre el corazón, y quizá tengan algo de razón. De hecho, pequeñas dosis de vino han demostrado alargar la vida en modelos animales, pero hay muchos factores que analizar.

Un estudio reciente entre personas jóvenes encontró que los que consumían alcohol con frecuencia mostraban una edad biológica mayor, medida con relojes epigenéticos. Esta relación no se observó, sin embargo, con el vino. Parece, por tanto, que no todas las bebidas alcohólicas son iguales, y tampoco lo es el patrón de ingesta. Los atracones de alcohol, como los clásicos botellones de fin de semana, se asocian con un efecto mucho más perjudicial en la salud que el consumo moderado y frecuente.

Por otra parte, distintos metaanálisis parecen indicar que incluso pequeñas cantidades de alcohol se relacionan con más riesgo de distintos tipos de cáncer y trastornos neurodegenerativos. Además, el alcohol acarrea también riesgos inmediatos y está detrás de muchos accidentes de tráfico con desenlaces fatales. A partir de todas estas pruebas, la recomendación más sensata sería limitar el consumo de alcohol, incluyendo el vino. Si no bebes, no empieces a hacerlo por pensar que te ayudará a vivir más. Pero si disfrutas una copa de vino al día o una cerveza de vez en cuando, es probable que no tengan un impacto negativo en tu salud.

No existe la dieta perfecta

Nuestra dieta tiene un gran impacto en la duración y la calidad de nuestra vida, pero no es necesario estresarse demasiado. Recuerda que el estrés es un gran acelerador del envejecimiento. Si tu dieta global es buena, no pasa nada por comerse un postre o tomar una bebida azucarada de vez en cuando, sobre todo si practicas actividad física. La comida es mucho más que calorías y nutrientes, es también una forma de disfrutar la vida y de tener experiencias compartidas.

Además, una parte importante del impacto de la comida en la salud depende de nuestra composición corporal, es decir, de la relación entre el músculo y la grasa. El simple hecho de mantener un peso adecuado se asocia con una vida cinco años más larga respecto a tener sobrepeso.

De hecho, la característica común en las dietas de las personas centenarias es que no son muy abundantes. Es el momento de hablar de una de las primeras herramientas descubiertas para extender la vida: la restricción calórica.

Restricción calórica

Empezamos este capítulo hablando de Luigi Cornaro, el noble veneciano que hace más de cuatrocientos años escribió uno de los primeros best sellers sobre nutrición y envejecimiento. Luigi proponía muchas reglas sobre la comida, pero había una que consideraba especialmente importante: terminar de comer con un poco de hambre. A pesar de su popularidad, no fue una idea original.

Hace casi dos mil quinientos años Confucio recomendaba comer hasta el 70 % de la capacidad del estómago. Más o menos por la misma época la medicina ayurvédica proponía llenar un tercio del estómago con comida, otro tercio con bebida y dejar el tercio restante vacío. En Japón se popularizó después una propuesta un poco más permisiva, el *Hara Hachi Bu*, traducible como «estómago al 80 %». Los maestros zen decían que el primer 80 % del estómago alimentaba a la persona, mientras que el 20 % restante alimentaba a su médico.

Aunque la recomendación de moderar la comida para alargar la vida estaba presente en muchas culturas, la ciencia no puso a prueba esta creencia hasta los años treinta del siglo XX. El laboratorio de Clive McCay demostró que las ratas a las que se les restringía la comida vivían más que las que comían lo que querían. Estudios posteriores con distintas especies reforzaron esta idea. Los gusanos, las moscas, los ratones y los peces vivían más al comer menos.

El siguiente paso fue experimentar con monos, que son mucho más cercanos a nosotros. En 1989, los científicos del Centro Nacional de Investigación de Primates de Wisconsin dividieron en dos un grupo de monos Rhesus. Durante los siguientes veinte años, un grupo comió todo lo que quería, mientras que el otro comió un 25 % menos de su ingesta habitual. En 2009 se publicaron los resultados de este gran estudio y fueron muy esperanzadores: los monos que habían limitado su comida vivieron, de media, dos años más que los monos sin restricción. La esperanza de vida de los primeros fue 28 años; la de los segundos, 26 años.

Parecía un caso cerrado, pero la biología no es tan sencilla. En 1987 el Instituto Nacional de Envejecimiento americano (NIA o *National Institute on Aging*) había comenzado un estudio similar, también en monos Rhesus y con la misma comparación: unos comían hasta la saciedad y otros recibían un 25 % menos de comida. Las conclusiones en este caso se publicaron en 2012, tres años más tarde que el estudio de Wisconsin. ¿Y cuál fue el resultado en este caso? Que ambos grupos vivieron lo mismo.

Millones de dólares y décadas de investigación parecían no haber aportado más que confusión. Aunque parezca extraño, esto es habitual en la ciencia. El conocimiento no avanza en línea recta. La biología no es una ciencia exacta como las matemáticas, y multitud de factores pueden afectar a los resultados. En vez de pelearse por ver quién tenía razón, los investigadores de ambos equipos decidieron colaborar para comparar metodologías y enfoques. Publicaron poco después conclusiones conjuntas, con el detalle de algunas causas que podrían explicar las diferencias.

Para empezar, la dieta de los monos de Wisconsin era más procesada: era rica en azúcar y pobre en fibra. La dieta del NIA tampoco era especialmente buena, pero era mucho menos procesada. Por ejemplo, aunque ambas dietas tenían un porcentaje similar de carbohidratos totales, la dieta de Wisconsin tenía un 30 % de azúcar, la del NIA solo un 4 %. Esto podría explicar por qué muchos de los monos de Wisconsin que comían todo lo que querían desarrollaban resistencia a la insulina y prediabetes, pero no así los monos sin restricciones del NIA. Los investigadores de Wisconsin defendieron su dieta alta en azúcar y baja en polifenoles argumentando que era más similar a la dieta de la población general. Y no les faltaba razón.

También se observó que los monos de Wisconsin con acceso libre a la comida terminaron ingiriendo más calorías que sus equivalentes en el NIA, quizá por llevar una dieta más procesada y por tanto menos saciante. El resultado fue que los monos de Wisconsin que no hicieron restricción calórica ingirieron un 10 % más de calorías que los equivalentes en el NIA, además de seguir una dieta peor.

Por último, los investigadores también creen que la genética podría haber desempeñado su papel. Los monos de Wisconsin habían nacido y crecido en el centro, mientras que los del NIA venían de distintos países. Al igual que en el caso de los humanos, existen diferencias genéticas entre distintas poblaciones, aunque pertenezcan a la misma especie. Y estas diferencias podrían influir en el impacto de la restricción calórica en la longevidad. De hecho, la restricción calórica no afecta igual a todos los ratones, y en algunas variantes salvajes no se han visto beneficios. En cualquier caso, al combinar los resultados de ambos estudios, los investigadores de ambos centros observaron un beneficio real, pero pequeño, de la restricción calórica, y muy dependiente del tipo de dieta seguida.

Una conclusión clara de estos estudios es que cuanto mejor sea la dieta, menos beneficio aporta la restricción calórica. La calidad podría ser tan importante como la cantidad. Y aunque los monos se parecen mucho más a nosotros que las ratas, sigue sin estar claro qué impacto tendría esta limitación energética en humanos. Es poco ético tener a monos encerrados en pequeñas jaulas durante décadas, como hicieron los experimentos anteriores, y sería criminal hacerlo en humanos. Pero, a veces, la vida ofrece experimentos naturales que hacen avanzar la ciencia. Y es lo que ocurrió en Biosfera 2.

Biosfera 2 y Dieta CRON

En un capítulo anterior hablamos de los árboles de Biosfera 2, el mayor ecosistema cerrado jamás construido. En su interior había una selva, un océano con su propio arrecife de coral, un desierto y hasta un manglar. Debía ser autosostenible, por lo que contaba también con tierras cultivables.

El 26 de septiembre de 1991, ocho científicos entraron en esta enorme estructura, cuyas puertas se cerraron herméticamente detrás de ellos. El plan era pasar dos años aislados del mundo exterior, haciendo distintos experimentos y produciendo su propia comida. Tenían multitud de animales y distintos cultivos.

Pero una vez dentro se dieron cuenta de que la supervivencia no era sencilla. Solo tenían nociones básicas sobre el cultivo de plantas y la cría de animales, y no consiguieron producir suficiente comida para mantener su peso. Se estima que su consumo diario no superaba las 1.800 calorías, de media, respecto a las 2.500 calorías al día que consumían antes de entrar en Biosfera. A pesar del hambre, uno de los miembros del grupo, Roy Walford, se sonreía para sus adentros. Era el experimento perfecto. Roy había estudiado el efecto beneficioso de la restricción calórica en la longevidad de varios tipos de ratones y aprovecharía esta escasez forzada para probar su teoría en humanos.

Cuando los investigadores salieron de este ecosistema, dos años después, pesaban un 20 % menos que cuando entraron. Tenían el rostro demacrado y habían perdido masa muscular, pero sus analíticas eran buenas. Los científicos regresaron después a su dieta habitual y recuperaron el peso perdido. Todos menos Roy. A pesar de que estaba más débil que antes y batallaba con algunos problemas mentales, decidió seguir adelante con la restricción calórica. En 1994 fundó la Calorie Restriction Society e introdujo la dieta CRON (Calorie Restriction with Optimal Nutrition), o restricción calórica con nutrición óptima.

Esta dieta CRON proponía un consumo adecuado de todos los nutrientes esenciales, pero restringía las calorías entre un diez y un treinta por ciento respecto a las que cada persona necesitaba para saciarse. El resultado era hambre constante. Quizá por este motivo la dieta nunca se popularizó, pero sus promesas de extender la vida pesaron suficiente como para ganar un buen número de adeptos en el mundo, autodenominados *CRONies*. Pocos años después, Roy escribió un libro donde explicaba su enfoque alimentario, y lo tituló *La dieta de los 120 años*. Irónicamente murió poco después, con 79 años. El resto de sus compañeros de Biosfera 2 siguen vivos todavía.

Es una historia fascinante, pero por desgracia no podemos extraer muchas conclusiones de ella. Aunque la CRS (Sociedad de la Restricción Calórica) continúa activa, no se ha realizado ningún estudio serio sobre sus miembros. Algunos análisis de casos aislados reflejan individuos con analíticas mejores que las de la población general, pero son estudios muy sesgados. Las personas capaces de someterse a una restricción calórica durante décadas para vivir más demuestran una disciplina que se extenderá al resto de su vida, por lo que no podríamos atribuir mejores parámetros de salud a la simple restricción calórica.

Lo más cercano que tenemos a buena evidencia científica es el estudio CALERIE, el primer gran ensayo clínico sobre restricción calórica en humanos. Las siglas de CALERIE vienen del nombre completo del estudio: «Comprehensive Assessment of Long-term Effects of Reducing Intake of Energy (CALERIE)». Los investigadores reclutaron a doscientos cincuenta individuos, que dividieron en dos grupos. El primero era el grupo de control, que solo debía mantener su dieta habitual. El segundo era el grupo de intervención, cuyos miembros debían reducir un 25 % su ingesta calórica, pero sin seguir ninguna dieta concreta. Dos años después se comprobó que el grupo de intervención había conseguido mantener un déficit calórico de tan solo el 12 %, menos de la mitad de lo propuesto. Sin embargo, esa leve restricción produjo mejoras en varios indicadores de inflamación y salud coronaria. Se midió también su edad biológica con distintos relojes epigenéticos y se comprobó que la intervención ralentizó la velocidad de envejecimiento.

Es decir, parece que la restricción calórica es beneficiosa, pero hay muchos matices. Para empezar, muchos de los participantes del estudio tenían sobrepeso y es evidente que al perder grasa sobrante mejorarán distintos parámetros de salud y envejecerán más despacio. Por el contrario, algunos participantes que ya tenían niveles bajos de grasa debieron abandonar el estudio porque se observó una pérdida excesiva de masa muscular y ósea. Algunos de ellos desarrollaron anemia.

Como vemos, es un tema complejo. A partir de la evidencia completa, desde gusanos hasta humanos, podríamos concluir que el efecto de la restricción calórica en la longevidad de cada especie parece inversamente proporcional a su esperanza de vida promedio. En gusanos tiene un impacto muy grande, en ratones mucho menor pero significativo. En monos se mantiene el beneficio, pero parece tan pequeño que los investigadores deben discutir durante meses si realmente existe. En humanos todavía no está claro y dependerá de la situación de partida.

Por otra parte, debemos entender el contexto de los animales de laboratorio. Viven toda su vida encerrados, en entornos termorregulados, protegidos de otros animales y de los riesgos e infecciones típicos a los que se enfrentarían en libertad. Llevan, además, una vida muy sedentaria, siempre dentro de jaulas. En un entorno salvaje, sin embargo, una restricción calórica constante podría ser una sentencia de muerte. Haría a los animales menos fuertes y debilitaría su sistema inmunitario, además de incidir en su fertilidad.

Entonces, ¿restricción calórica sí o no?

Si tienes sobrepeso, es muy probable que restringir calorías durante un tiempo mejore tu salud y te alargue la vida. Pero si ya tienes una composición corporal adecuada, limitar en exceso las calorías o la proteína tiene más probabilidades de dañarte que de ayudarte. Incluso aunque la restricción calórica prolongada alargase ligeramente la vida, podría reducir tu vitalidad a corto plazo. Muchos miembros de la Calorie Restriction Society reportan libido baja, frío y niveles bajos de hormonas sexuales. La amenorrea y la densidad ósea baja son otros efectos habituales en mujeres que limitan mucho las calorías. Por debajo de cierto nivel de energía la respuesta del sistema inmunitario también empeorará.

Recordemos de nuevo los tres objetivos que planteamos al principio del libro: elevar, extender y cuadrar nuestra curva de vitalidad. Incluso aunque la restricción calórica pudiese extender ligeramente la vida en humanos, algo que todavía no está claro, es probable que lo hiciera a costa de reducir la vitalidad durante décadas.

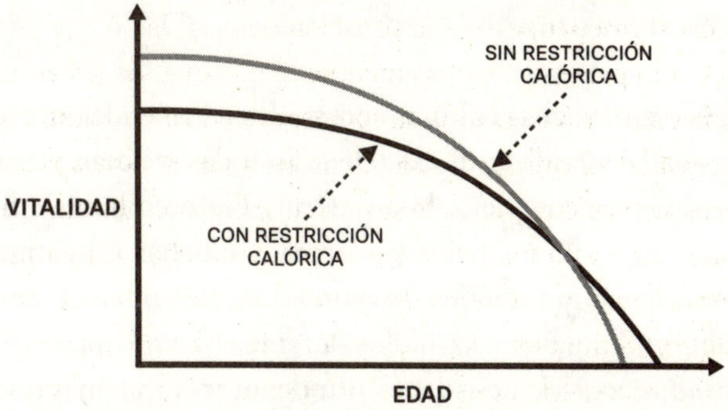

Ilustración 31: En personas con un peso adecuado, la restricción calórica podría reducir la curva de vitalidad a pesar de extenderla ligeramente.

Además, aunque el impacto en la longevidad fuera notable, sería una recomendación poco práctica. Es ya muy difícil lograr que la gente no coma más de la cuenta; conseguir que coma un 10-20 % menos de sus calorías de mantenimiento sería una recomendación directamente imposible de seguir para la mayoría.

Y esto sin entrar en el efecto psicológico de la restricción constante. En los años cuarenta del siglo XX, Ancel Keys evaluó el efecto de una restricción calórica muy fuerte en hombres jóvenes y en pocas semanas se reportaron problemas psicológicos importantes, entre ellos una obsesión enfermiza por la comida. Y aunque no podemos acceder al estado mental de los ratones y los monos de los experimentos anteriores, es razonable pensar que tampoco estaban muy contentos por la limitación forzada de su alimento.

Por todo lo anterior, en las últimas décadas han cobrado más fuerza las estrategias que podrían ofrecer algunos de los beneficios de la restricción calórica sin tanto sacrificio y sin sus efectos negativos. Hablemos del ayuno intermitente, la dieta cetogénica y los miméticos del ayuno.

Ayuno intermitente

Al igual que muchas culturas ancestrales recomendaban moderarse con la comida en el día a día, casi todas incluían periodos de restricción completa. Hipócrates y Plutarco hablaban del ayuno como una medicina poderosa, y muchas religiones siguen incluyendo periodos de ayuno. Los musulmanes ayunan durante el Ramadán y los judíos durante el Yom Kippur. Tanto los hindús como los cristianos ortodoxos incluyen ayunos a lo largo del año.

Hoy sabemos que estos espacios de ayuno pueden beneficiarnos a través de la hormesis al crear un pequeño estrés que activa nuestros mecanismos de defensa y regeneración. De ellos, el más directo es la autofagia, cuya inhibición por una abundancia constante representa una de las claves del envejecimiento.

Hay múltiples formas de incluir el ayuno intermitente en nuestra vida, pero una de las más estudiadas consiste en restringir la ventana de alimentación. De hecho, es algo que hacemos todas las noches mientras dormimos, y parece que alargar un poco esta ventana aporta beneficios adicionales. Varios estudios en ratones han comparado el efecto de la misma dieta en alimentos y cantidades, pero con distintas distribuciones horarias. Se observó que, al restringir la ventana de alimentación a ocho horas, ayunando por tanto durante dieciséis horas, se limitaba el daño de una dieta ultraprocesada. A pesar de que los ratones ingerían las mismas calorías, los que lo hacían en menos horas enfermaban menos y vivían más. Se lograron también mejoras en distintos indicadores metabólicos, como sensibilidad a la insulina y presión arterial, además de una mayor activación de genes ligados a la autofagia.

Curiosamente, si la dieta es buena el efecto del ayuno intermitente parece mucho menor, pero sigue demostrando beneficios, sobre todo si se ajusta la ventana de alimentación al periodo natural de actividad. Por ejemplo, los humanos somos animales diurnos, y concentrar la comida durante el día nos sienta mejor que hacerlo durante la noche. Una recomendación sencilla para alargar la ventana de ayuno nocturno sería cenar antes. Un estudio llevado a cabo con mujeres que habían superado un cáncer de mama concluyó que las que cenaban antes, alargando la ventana de ayuno nocturno más allá de las trece horas, sufrieron menos recurrencia de la enfermedad durante los años siguientes. Si terminas de cenar a las ocho y no comes nada hasta las diez del día siguiente, ya estás incluyendo catorce horas de ayuno. Algunos estudios en humanos indican que hacer ayunos intermitentes ralentiza ligeramente los relojes epigenéticos respecto a hacer muchas comidas al día, pero no tenemos todavía pruebas de su impacto a largo plazo.

Muchas personas siguen un protocolo de ayuno 16/8, saltándose el desayuno o la cena y haciendo dos grandes comidas al día, o quizá incluyendo un snack entre ambas. Es también una forma sencilla de controlar las calorías, ya que se tiende a comer menos al restringir la ventana de alimentación. Por el contrario, si te cuesta ganar peso y masa muscular, restringir mucho la ventana de alimentación puede terminar siendo perjudicial.

La conclusión principal que podemos extraer de los datos disponibles es que es mucho más importante cuidar la calidad de la dieta y mantener una buena ratio músculo/grasa que restringir calorías o hacer ayunos intermitentes. Además, parte del beneficio del ayuno procede de la elevación que produce en los cuerpos cetónicos, y podemos lograr un efecto similar sin dejar de comer, incluyendo por ejemplo periodos de dieta cetogénica.

Dieta cetogénica

El hígado almacena glucosa en forma de glucógeno y la libera poco a poco al torrente sanguíneo según la vaya necesitando el resto del cuerpo. De esta manera podemos mantener niveles constantes de glucosa en sangre durante muchas horas, aunque no comamos. Pero, si el ayuno se prolonga, el nivel de glucógeno hepático se verá muy reducido, y a partir de cierto punto el hígado empezará a producir un combustible alternativo que procede de nuestra grasa: los cuerpos cetónicos.

Estos cuerpos cetónicos se utilizan sobre todo para alimentar al cerebro y reducir así su demanda de glucosa. Tras varios días sin comida, más del 70 % de la energía del cerebro la proporciona el beta-hidroxibutirato (o BHB), el principal cuerpo cetónico. Gracias a este combustible alternativo sobrevivimos los duros inviernos del Paleolítico, y por eso la elevación de los cuerpos cetónicos sigue representando una señal de adversidad para nuestro cuerpo.

Este cambio metabólico le indica a nuestro cuerpo que es un buen momento para reparar y regenerar, y no para pensar en reproducción y crecimiento. Es decir, los cuerpos cetónicos no son simples fuentes de energía, sino que actúan también como moléculas señalizadoras: reducen la inflamación, activan el gen *FOXO3*, inhiben la mTOR, mejoran la salud mitocondrial y regulan los procesos epigenéticos. Parecen tener, además, un efecto neuroprotector.

Ayunar es la forma más directa de elevar los cuerpos cetónicos, pero también producimos este efecto al restringir los carbohidratos. Si comemos sobre todo proteína y grasa, los niveles de glucógeno hepático se mantendrán bajos, y el hígado seguirá produciendo cuerpos cetónicos aunque comamos. Este es precisamente el objetivo de la dieta cetogénica, sobre la que profundizo en mi libro *De Cero a Ceto*.

Los estudios hechos con ratones indican que la activación puntual de este estado metabólico a través de periodos de dieta cetogénica alarga su vida. Los estudios en humanos se han centrado en la pérdida de peso, ya que estas dietas son muy efectivas para lograr este objetivo a corto plazo. No existen todavía estudios que evalúen la longevidad a largo plazo en humanos, pero es probable que incorporar periodos puntuales de cetosis ejerza un efecto positivo.

Personalmente recomiendo incluir periodos de dos o tres semanas de cetosis en invierno, simulando el enfoque (forzado) de nuestros ancestros. Por el contrario, una dieta cetogénica constante podría ser problemática. Primero, porque restringe muchos alimentos ricos en polifenoles, que han demostrado mejorar la salud y aumentar la longevidad. Y segundo, porque la cetosis es un mimético de escasez que podría acarrear los mismos problemas a largo plazo que una restricción calórica constante.

Ninguna de las sociedades más longevas conocidas sigue dietas cetogénicas, pero sí experimentarían periodos de cetosis con cierta frecuencia. De hecho, alargar el ayuno nocturno ya producirá una leve elevación de los cuerpos cetónicos hacia el final del periodo de ayuno. Y no olvidemos que el propio ejercicio favorece también la producción puntual de cuerpos cetónicos al vaciar las reservas de glucógeno.

Miméticos del ayuno

Hemos visto que las estrategias como la restricción calórica, el ayuno intermitente o la dieta cetogénica generan una especie de hormesis celular que, en la dosis adecuada, nos puede ayudar a vivir más. Pero existe una forma todavía más sencilla y menos sacrificada para lograr algo similar: los miméticos del ayuno. Se refiere a determinados compuestos que producen cierto estrés celular, lo que activaría la vía AMPK y la autofagia. La activación en este caso será mucho menor que con las estrategias anteriores o que con el ejercicio, pero todo suma. Además, podría haber sinergias, ya que estos compuestos actúan también sobre otras claves del envejecimiento.

Uno de los nutrientes activadores de la autofagia más estudiados es la espermidina. Se descubrió por primera vez en el esperma, de ahí su nombre, pero por suerte existen otras fuentes: germen de trigo, soja, setas, queso curado, crucíferas, manzanas, granadas o semillas de calabaza. Hablaremos más de este compuesto en el capítulo 10, sobre suplementos.

El consumo moderado de café, entre dos y cuatro tazas al día, se asocia con menor mortalidad. Aunque solemos pensar solo en su aporte de cafeína, el café contiene decenas de polifenoles con multitud de efectos positivos. Por ejemplo, su ácido clorogénico activa la AMPK, lo que explicaría parte de sus muchos beneficios. Por este motivo el café no solo no rompe el ayuno, sino que lo potencia. Como siempre, un exceso de cafeína tendrá efectos perjudiciales, sobre todo si se toma por la tarde. En cualquier caso, el café descafeinado también ha demostrado beneficios. Algo similar podríamos decir del té, en especial de variantes como el té verde, cuyas catequinas parecen alargar la vida. Destaca la EGCG, o galato de epigalocatequina, con efectos positivos en las sirtuinas y el FOXO3.

Otro conocido activador de la AMPK es la cúrcuma, cuyo principio activo, la curcumina, ejerce además un potente efecto antiinflamatorio. Es recomendable acompañarlo de piperina, presente en la pimienta negra, para mejorar su absorción. No es casualidad que muchas culturas usasen mezclas de estas especias, como el curry, para aprovechar sus sinergias.

El vinagre contiene ácido acético, que a través de la activación de la AMPK reduce los niveles de glucosa en sangre y mejora la sensibilidad a la insulina. Es suficiente con tomar un par de cucharadas al día, como aderezo en ensaladas o incluso diluido en agua. Los vinagres no filtrados aportan compuestos beneficiosos adicionales.

Por último, podemos hablar de la berberina, que eleva también la activación de la AMPK y la autofagia, con un efecto marcado en la regulación de la glucosa en sangre. Es una especie de metformina natural, otro compuesto interesante del que hablaremos más adelante.

8

Hormonas: los mensajeros de la vida

«Si hubiera sabido
que iba a vivir tanto,
me habría
cuidado más».

Mickey Mantle

En el siglo IV a. C., Aristóteles hizo la observación de que la castración producía un efecto similar al envejecimiento. Los animales castrados engordaban, perdían el interés por el sexo y se volvían más dóciles. Durante milenios se castró también a distintos grupos de hombres, a veces para castigarlos, a veces para proteger a las mujeres a su cargo, a veces para lograr voces más agudas en los cantantes de ópera o simplemente por motivos religiosos. Y Aristóteles observaba en ellos el mismo efecto que en los animales castrados. Documentó, además, que si los castraban durante la infancia nunca llegaban a desarrollar algunas características masculinas típicas de los adultos. Algo en los testículos debía de controlar la transformación de niños en hombres durante la pubertad y la pérdida de vitalidad tras la madurez.

Muchos médicos intentaron, a lo largo de los siglos, recuperar esa vitalidad con distintos extractos de testículos de animales, sin mucho éxito. Por fin, en 1935, se consiguió aislar la molécula responsable de todo lo anterior. Resultó ser una hormona, y la llamaron testosterona.

Un proceso similar siguió el descubrimiento de los estrógenos, las hormonas sexuales femeninas. A principios del siglo XX se demostró que extractos de ovarios mitigaban síntomas de la menopausia, como los sofocos. Poco después se comprobó que este compuesto producía en las hembras de animales la aparición del celo, también denominado *estro* por su etimología griega (traducible como «frenesí» o «loco deseo»). Por eso se llamó estrógenos a estas hormonas, aisladas por primera vez en 1929.

Estos descubrimientos abrieron las puertas a multitud de tratamientos, que hoy podemos utilizar para regular nuestro envejecimiento. Pero antes de entrar en detalle, exploremos una particularidad en el envejecimiento humano: la menopausia.

Menopausia y la hipótesis de la abuela

En la mayoría de las especies, la sombra de la selección natural magnifica su perverso efecto tras perder la capacidad de procrear. En ese momento, la rápida manifestación de todas las mutaciones dañinas que la selección natural no pudo eliminar acelera la muerte de los individuos.

De hecho, el reino animal está repleto de ejemplos de animales que mueren justo después de procrear. Uno especialmente llamativo es el del salmón del Pacífico. Empieza su vida en pequeños ríos, protegido de los peligros del gran océano. Superada la infancia, desciende por el río hasta llegar al mar, donde alcanzará la madurez sexual. Se activa en ese momento el código genético que lo impulsa a producir la siguiente generación de salmones, pero solo lo hará en el mismo lugar que lo vio nacer. Emprende entonces un arduo viaje de ascenso por el río, sorteando cascadas y remolinos, siempre a contracorriente. Si tiene la suerte de llegar vivo a su destino, hará un último esfuerzo para procrear. Pocos días después, estará muerto. Su vida termina donde comenzó, pero con la satisfacción de haber dado vida a la siguiente generación.

Otro ejemplo sería la hembra del pulpo. Tras liberar sus huevos deja de comer y dedica toda su energía a cuidar a sus futuros bebés. Cuando los huevos eclosionan, se muere. En otras especies el final no es tan dramático, pero ocurre también poco después de perder la capacidad de procrear.

¿Por qué no ocurre esto en los humanos? ¿Por qué vivimos tantos años después de la edad fértil? Aunque los expertos siguen debatiendo, la hipótesis más plausible es que seguimos viviendo para ayudar a nuestros nietos.

Al contrario que el resto de los animales, los niños humanos dependen de sus padres durante muchos años. Si criar un hijo supone un gran esfuerzo en el mundo moderno, imagina hace decenas de miles de años. No existían supermercados ni escuelas infantiles, pero sí depredadores que aprovecharían cualquier distracción de los padres para alimentarse de sus recién nacidos.

En ese entorno salvaje, los abuelos eran fundamentales. Podían ir a buscar comida mientras los padres permanecían con sus hijos, y protegían a sus nietos mientras los padres realizaban otras actividades necesarias para la tribu. Más allá de comida y protección, los abuelos ofrecían información. Gracias al lenguaje podían transmitir a sus nietos, en poco tiempo, el conocimiento acumulado durante décadas. Antes de los libros, la sabiduría residía en los abuelos.

Gracias a todo esto, los niños con abuelos tenían más probabilidad de sobrevivir y procrear, y creaban así más copias de sus genes que los niños sin tanta suerte. De esta manera, la evolución pudo seleccionar variantes genéticas que alargaban la vida más allá de la edad reproductiva.

Esta es la hipótesis de la abuela, que explicaría el extraño fenómeno de la menopausia.

¿Por qué las mujeres viven más que los hombres?

En la mayoría de las especies las hembras viven más que los machos, y esta regla también se cumple en los humanos. En España, la esperanza de vida de las mujeres es de 86 años. La de los hombres, solo de 81. De las cien personas más longevas conocidas, noventa y seis son mujeres. ¿A qué se debe esta brecha de longevidad? La explicación es sin duda multifactorial, pero la biología desempeña un papel esencial.

Para empezar, la testosterona anima a los hombres a asumir más riesgos, y en consecuencia sufren más accidentes. Tradicionalmente, los hombres se ocupaban de los trabajos más peligrosos. Participaban más en la caza y en las luchas contra los enemigos. Incluso en la sociedad actual, muchos más hombres mueren en guerras o como consecuencia de la violencia, y siguen haciendo los trabajos más arriesgados. El 95 % de las muertes por accidentes laborales son de hombres. La testosterona no solo moldea nuestro cuerpo, sino también nuestro comportamiento.

Otro aspecto que podría influir es el tamaño. De media, las mujeres son un 15 % más pequeñas que los hombres y, como hemos visto antes, dentro de una misma especie los individuos más pequeños tienden a vivir más.

Se cree, también, que el doble cromosoma X de las mujeres les proporciona más longevidad. Las mujeres tienen cromosomas XX y los hombres XY. El cromosoma X alberga muchos genes importantes, mientras que el cromosoma Y es menos relevante. Si una mujer tiene un problema en algún gen de su cromosoma X, puede usar una copia del otro cromosoma. En el hombre, ese mismo problema en el cromosoma X tiene más probabilidades de manifestarse como enfermedad al no contar con una copia de seguridad.

Por último, las hormonas sexuales influyen de manera distinta en el riesgo de enfermar. Los estrógenos parecen ejercer un papel antiinflamatorio y proteger contra la enfermedad coronaria. Por eso, el riesgo cardiovascular en la mujer se eleva a partir de la menopausia. Estudios recientes también indican que los estrógenos interactúan con la proteína FOXO3 y activan la telomerasa. En resumen, los estrógenos podrían ejercer un efecto antienvejecimiento mayor que la testosterona. Hay también factores culturales, por supuesto. Los hombres tienen, en general, hábitos peores. Por ejemplo, fuman y beben más que las mujeres.

Sea como fuere, la selección natural da por sentado que morirán más hombres que mujeres y ajusta la tasa de nacimientos para que la proporción se equilibre con el tiempo: por cada cien niñas nacen de media ciento cinco niños.

Conociendo las hormonas sexuales

La compleja cascada de hormonas sexuales empieza con el colesterol, la materia prima de la pregnenolona. Esta pregnenolona se conoce como la abuela de las hormonas esteroideas, y a partir de ella se produce progesterona y dehidroepiandrosterona (DHEA). Ambas pueden dar lugar a la androstenediona, precursora de la testosterona y de la estrona. Sobre la testosterona pueden actuar distintas enzimas, como la aromatasa, que da lugar a los estrógenos, o la 5 alfa-reductasa, que produciría dihidrotestosterona o DHT. Durante el desarrollo fetal, la DHT forma los genitales masculinos. En la pubertad, esta misma hormona desarrolla los caracteres sexuales secundarios del hombre, como voz grave, barba y una mayor musculatura. Es también la principal responsable de la calvicie, un tema del que hablaremos en breve.

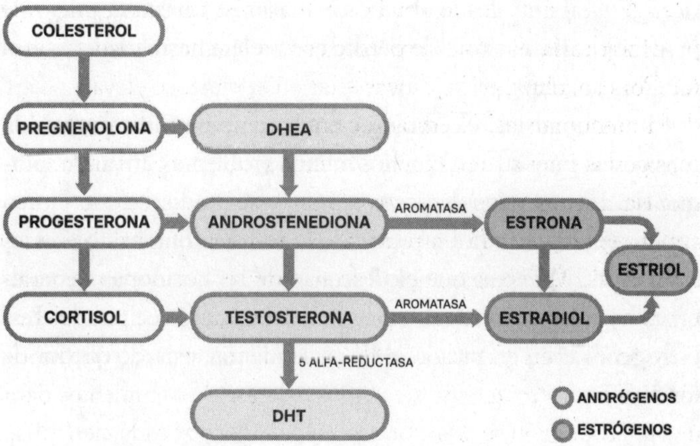

Ilustración 32: Versión (muy) simplificada de las principales hormonas.

Los tejidos tienen receptores de múltiples hormonas y por eso la misma hormona puede tener distintos efectos en diferentes partes del cuerpo. Por ejemplo, el estradiol es la forma más activa de estrógeno y durante la pubertad es la responsable principal del desarrollo de los caracteres sexuales secundarios en la mujer: ensanchamiento de la pelvis, agrandamiento de las mamas, redistribución de la grasa... En la edad adulta de la mujer, el estradiol participa en la regulación del ciclo menstrual, pero también hay receptores de esta hormona en los huesos, de ahí su efecto positivo en la masa ósea. Los estrógenos influyen además en la salud cardiovascular al regular las partículas LDL y mejorar la función del endotelio. También hay multitud de receptores de estrógeno en el cerebro, que modulan los ciclos del sueño y la producción de neurotransmisores como serotonina y dopamina. Todo esto explicaría el aumento del riesgo de osteoporosis, enfermedad cardiovascular, insomnio y depresión tras la llegada de la menopausia.

Mientras que la pérdida de masa ósea promedio en la mujer es del 0,5 % al año desde el pico de masa ósea hasta el inicio de la menopausia, el ritmo de pérdida se acelera hasta casi el 5 % al año tras la menopausia.

En los hombres, el estradiol también es importante para la masa ósea, pero sufren muchos menos problemas. Primero, porque tienen una densidad ósea mayor, y segundo porque siguen produciendo estradiol a partir de la testosterona hasta edades avanzadas. Mientras que el descenso de las hormonas sexuales en el hombre es gradual, en la mujer es muy precipitado. Los estrógenos caen en picado al llegar la menopausia, alrededor de los 50 años.

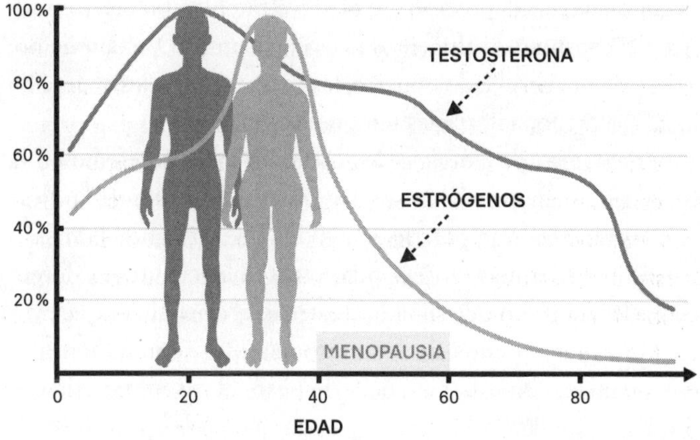

Ilustración 33: El descenso de los estrógenos en la mujer es mucho más rápido que el descenso de la testosterona en el hombre.

¿Se puede postergar la menopausia?

El hombre produce nuevos espermatozoides constantemente. La mujer, sin embargo, nace con la reserva completa de óvulos de la que dispondrá durante su vida. Cuando se acaban, llega la menopausia. La edad a la que esto ocurre dependerá del número de óvulos de partida y la velocidad con la que se pierden. Lo primero depende sobre todo de la genética. En lo segundo influyen además los hábitos.

Fumar acelera la pérdida de óvulos y adelanta la menopausia entre uno y dos años. Llevar una buena dieta podría postergarla entre dos y tres años. Un estudio elaborado con catorce mil mujeres inglesas concluyó que los alimentos que se asociaban con menopausias más tardías eran el pescado graso, las verduras de hoja verde y las legumbres. El estrés oxidativo acelera la pérdida de óvulos, y los antioxidantes presentes en estos alimentos podrían ralentizar el proceso. Se observó también un efecto positivo del consumo de alimentos ricos en vitamina D, vitamina B6, calcio y zinc. En el lado opuesto, las harinas refinadas aparecían ligadas a menopausias más tempranas.

Si hablamos de ejercicio, los estudios sobre su efecto en la edad de la menopausia no son claros. Algunos parecen indicar que las mujeres que practican actividad física tienen la menopausia a edades más tardías, pero otros no encuentran diferencias relevantes. Lo que sí ha demostrado el ejercicio es que ayuda a mitigar muchos de los síntomas que acompañan a la menopausia, como la ganancia de peso, el insomnio y la depresión.

Un dato curioso es que las mujeres casadas tienen la menopausia más tarde que las solteras o las divorciadas, y un estudio reciente indica que el sexo podría ser la causa. Durante los diez años que duró el estudio, las mujeres que mantuvieron relaciones sexuales semanales alcanzaron la menopausia más tarde que las que reportaron menos de una relación sexual al mes. La explicación podría venir por el impacto del sexo en los niveles hormonales. Sea como fuere, aquí tienes una estrategia sencilla y divertida para postergar la menopausia. Mantenerse joven no siempre requiere sacrificio.

En resumen, la edad a la que llega la menopausia tiene un fuerte componente genético, pero es modificable con hábitos. En la mayoría de las mujeres ocurre poco después de cumplir 50 años, y las que llegan a la menopausia con una edad más avanzada tienden a vivir más.

Hablaremos en breve sobre las terapias de reemplazo hormonal, pero existen además algunos compuestos naturales que pueden suavizar los síntomas de la menopausia. Uno de ellos es el polen, cuyo consumo ha demostrado reducir los sofocos y el insomnio. Otro compuesto con evidencia es el cohosh negro o

Cimicifuga racemosa. Es una planta originaria de Norteamérica, que ya usaban las indígenas canadienses para cuidar su salud sexual. Varios estudios indican que sus compuestos fenólicos reducen los sofocos, las crisis de sudoración y otros síntomas de la menopausia. Las isoflavonas, presentes en alimentos como la soja, también han demostrado suavizar estos síntomas. Por último, la maca, una planta herbácea de los Andes peruanos, podría mejorar el deseo y la función sexual durante la menopausia.

¿Crisis de testosterona?

Según multitud de estudios en distintos países, los hombres actuales tienen menos testosterona que sus abuelos. En las últimas décadas los niveles de testosterona promedio se han reducido casi un 20 %. Además de esto, se ha deteriorado la calidad del esperma. La concentración de espermatozoides es casi la mitad que hace 50 años.

Los datos están claros, pero hay menos consenso sobre las causas. Un factor importante podría ser el sobrepeso. El exceso de grasa reduce la testosterona, lo que a su vez dificulta la ganancia muscular y facilita la acumulación de nueva grasa. Un aumento de cuatro puntos en el índice de masa corporal (o IMC, que relaciona el peso con la altura) se asocia con tener una testosterona equivalente a la de un hombre diez años mayor. Sin embargo, se ven niveles menores de testosterona incluso con el mismo IMC, por lo que deben existir factores adicionales. Incluso a igualdad de peso, hacer menos actividad física producirá un descenso adicional en esta hormona, y tenemos trabajos mucho más sedentarios que nuestros abuelos. También podría influir la introducción en nuestro entorno de multitud de compuestos químicos con efecto en la salud hormonal, los disruptores endocrinos. Entre los más estudiados están algunos insecticidas como el DDT, el bisfenol-A o los ftalatos. El bisfenol-A parece especialmente preocupante por estar todavía presente en muchos envases de plástico y por ejercer efectos negativos incluso a dosis relativamente bajas.

Por otra parte, debemos diferenciar entre testosterona total y testosterona libre. La mayor parte de la testosterona que pasa de los testículos al torrente sanguíneo viaja fuertemente unida a una proteína, la globulina fijadora de hormonas sexuales (o SHBG, por sus siglas en inglés). Una parte pequeña de la testosterona está débilmente unida a la albúmina, que es otra proteína transportadora. Y, por último, un porcentaje mucho más pequeño de testosterona está libre, entre el 2 y el 4 %, y es la que en realidad puede ejercer efecto. Tampoco es necesariamente malo que el porcentaje de testosterona libre sea bajo. De hecho, un exceso de testosterona libre puede aumentar la actividad de la aromatasa, convirtiendo más testosterona en estrógenos. Por ese motivo algunos culturistas que usan testosterona exógena desarrollan ginecomastia, o agrandamiento de las glándulas mamarias. Pero, si hay muy poca testosterona libre, también tendremos problemas.

Los síntomas comúnmente asociados a unos niveles bajos de testosterona son peor salud cardiovascular, exceso de grasa, resistencia a la insulina, más inflamación crónica de bajo grado y baja masa muscular. Además, la testosterona no solo afecta al cuerpo, sino también al cerebro. La testosterona nos da energía para perseguir nuestros objetivos y para perseverar ante la adversidad. Interactúa además con la dopamina, y los niveles bajos de testosterona perjudican el estado de ánimo.

TESTOSTERONA Y PATERNIDAD

Tener niveles adecuados de testosterona es importante para la fertilidad, pero, curiosamente, ser padre reduce la testosterona. Parte de este descenso tiene que ver con el estrés asociado a la paternidad: menos descanso nocturno, menos energía para entrenar, más preocupaciones... Pero hay también un motivo evolutivo, y es algo observado en otras especies donde los machos desempeñan un papel relevante en el cuidado de la descendencia.

La testosterona ayuda a competir en todos los ámbitos, en especial en el reproductivo. Pero, si acabas de ser padre, la biología quiere que dediques más tiempo a tu nueva descendencia en vez de seguir asumiendo el peligro de la competencia. Esta reducción temporal de la testosterona hacía que los padres dedicasen más tiempo a cuidar de sus pequeños y menos a buscar nuevas oportunidades de apareamiento.

A partir de los 30 años, la testosterona se va reduciendo en los hombres, pero la velocidad a la que lo hace depende mucho de los hábitos. De hecho, muchos hombres de 50 años tienen niveles de testosterona superiores a la media de hombres de 30. La genética importa, como siempre, pero también importa mucho lo que hacemos.

Además, el rango de normalidad de la testosterona es muy amplio, y se consideran normales niveles de entre 300 y 1000 ng/dl en hombres adultos. Esto se debe, en parte, a que es difícil comparar niveles entre individuos. Un hombre puede sentirse bien con 400 ng/dl y otro empezar a notar síntomas cuando su testosterona baja de 500 ng/dl. Estas diferencias se deben, en gran medida, a la distinta sensibilidad de los receptores de andrógenos, que requerirán niveles diferentes para activarse. Por eso debemos fijarnos en la evolución de los valores individuales, evitando comparaciones con otros. Y, en cualquier caso, lo más importante es prestar atención a los síntomas.

¿Qué síntomas se asocian con baja testosterona? Evidentemente los sexuales, como baja libido o disfunción eréctil. Otros están más ligados a la composición corporal, como dificultad para ganar masa muscular o acumulación de grasa visceral. Y también hay síntomas psicológicos, como neblina mental, falta de motivación o dificultad de concentración.

Además, todo lo anterior se retroalimenta. Los niveles bajos de testosterona restan motivación para entrenar, limitan las ganancias musculares y facilitan la acumulación de grasa. Este aumento de grasa eleva a su vez la aromatización, o conversión de testosterona en estrógenos. Todo esto reduce todavía más la testosterona y perpetúa este ciclo negativo.

Elevar la T de manera natural

La primera recomendación sería evitar dietas excesivas o muy restrictivas. En hombres con sobrepeso, un periodo de restricción calórica producirá pérdida de grasa, que mejorará a su vez los niveles de testosterona. Por el contrario, en hombres con poca grasa corporal, restringir más las calorías perjudica la testosterona. Un estudio analizó la testosterona en hombres que seguían la dieta CRON (restricción calórica con nutrición óptima) y la comparó con otros dos grupos de la misma edad media: uno formado por hombres deportistas y el otro por hombres sedentarios con ligero sobrepeso. Los seguidores de la dieta CRON tenían niveles más bajos de testosterona y masa muscular que los demás, y el nivel más alto de SHBG. Como vimos en un capítulo anterior, vivir con pocas calorías limita nuestra vitalidad.

Tampoco conviene restringir mucho la grasa dietética. Varios estudios indican que llevar dietas muy bajas en grasa reduce los niveles de testosterona, en especial si la dieta es además baja en calorías. Por otra parte, algunos nutrientes como el magnesio, el zinc y la vitamina D son importantes para la síntesis adecuada de testosterona, pero la suplementación solo tendrá efecto en caso de personas con déficit de estos nutrientes.

Otro gran potenciador de la testosterona es el entrenamiento en general, y el entrenamiento de fuerza en particular. Por el contrario, el déficit de sueño y el estrés crónico inhiben la testosterona.

Las relaciones sexuales, curiosamente, no parecen implicar consecuencias relevantes en los niveles de testosterona. Sí parecen ejercer efectos positivos en la presión arterial, en la reducción del estrés y en el funcionamiento del sistema inmunitario. Resulta curioso que varios estudios indiquen que los hombres que eyaculan más, incluyendo a través de la masturbación, tengan menos riesgo de cáncer de próstata.

Además de todo lo anterior, que es sin duda lo más importante, hay algunos suplementos que han demostrado tener un efecto real, aunque modesto, en la testosterona. Uno de mis favoritos es la ashwagandha, una planta que la medicina Ayurveda usa desde hace miles de años. Varios estudios han observado elevaciones del 10-15 % en pocos meses con la suplementación de 500 mg/día de ashwagandha. Los mecanismos no están claros, pero podrían tener que ver con la reducción del cortisol, uno de los efectos más marcados de la ashwagandha. El estrés es enemigo de la testosterona, y en hombres sometidos a mucho estrés la ashwagandha podría ser especialmente recomendable. Otra planta interesante es el fenogreco, componente habitual en la cocina oriental, que ha demostrado un ligero efecto sobre la testosterona al tomarse como suplemento. Compuestos como el *Tribulus terrestris* o la maca no elevan la testosterona, pero sí podrían mejorar la libido en algunos casos.

Es innegable que tener un nivel adecuado de testosterona eleva la curva de vitalidad, pero hay más dudas sobre su efecto en la longevidad. De hecho, tanto unos niveles muy bajos como muy altos de testosterona se asocian con más mortalidad. La clave, una vez más, es el equilibrio. Los buenos hábitos son lo más importante para alcanzar este equilibrio, pero cada vez tenemos más herramientas novedosas que pueden ayudar. Hablemos ya de las terapias de reemplazo hormonal.

Terapias de reemplazo hormonal

Las terapias de reemplazo hormonal han mejorado la calidad de vida de muchas personas en las últimas décadas, pero no han estado exentas de polémica. Algunos opinan que elevar la curva de la vitalidad usando hormonas externas podría causar problemas y proponen no intervenir en su declive natural.

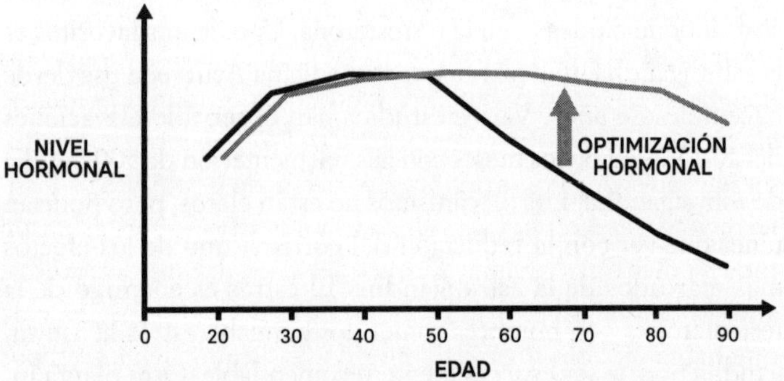

Ilustración 34: El objetivo no es reemplazar las hormonas, sino optimizarlas.

Es cierto que cualquier tratamiento médico conlleva un riesgo, pero parece que en este caso es pequeño. Además, el objetivo final no es reemplazar necesariamente las hormonas propias, sino optimizar sus niveles. Exploremos lo que dice la ciencia más reciente.

Optimización hormonal en mujeres

Pocos años después del descubrimiento de los estrógenos, distintas farmacéuticas entraron en la carrera para desarrollar algún tipo de compuesto que pudiera prevenir los síntomas de la menopausia. El primer fármaco se aprobó en 1942 y se llamó Premarin. Contenía estrógenos obtenidos de la orina de yeguas preñadas, de ahí el nombre (*PREgnant MARe* significa «yegua preñada» en inglés).

La mejora que produjo en la calidad de vida de las mujeres fue evidente, y esto la convirtió en una terapia muy popular. También la impulsaron los movimientos feministas de los años sesenta, que visibilizaron muchas de las injusticias que sufrían las mujeres. En 1967, el doctor Robert Wilson publicó su libro *Siempre femenina*, que se convirtió en un éxito de ventas. El libro definía la menopausia como una enfermedad que podía curarse con estrógenos. El sufrimiento era innecesario.

En las décadas siguientes muchos expertos asumieron que los beneficios de las nuevas terapias hormonales iban más allá de aliviar los síntomas de la menopausia, y que las mujeres que tomasen estrógenos tendrían menos riesgo de osteoporosis y enfermedad cardiovascular. De esta manera se popularizaron todavía más estas terapias durante los años ochenta y noventa, a pesar de que no existían todavía estudios concluyentes y de que había muchas formulaciones con distintos niveles y tipos de estrógenos.

Pero en 2002 todo cambió. Ese año se publicó un gran estudio, el *Women's Health Initiative* (WHI), con una conclusión alarmante: las mujeres que usaban terapias de reemplazo hormonal tenían más riesgo de cáncer de pecho y enfermedad cardiovascular. La euforia dio paso al miedo, y el uso de estas terapias se redujo a la mitad.

Con el paso del tiempo y el análisis más detallado de los datos, se fueron entendiendo mejor las causas de esos resultados. Por ejemplo, se concluyó que uno de los factores principales de riesgo en el estudio vino de la avanzada edad de las participantes y de su pobre estado de salud. La media de edad de las mujeres era de 63 años, y muchas de ellas tenían más de 70. Había un alto número de mujeres fumadoras, obesas y con otros factores de riesgo cardiovascular no tratados. Además, se evaluó una combinación de Premarin con una progesterona sintética, que resultó ser la responsable principal del aumento de los casos de cáncer de mama.

Algunos estudios posteriores confirmaron que iniciar las terapias a edades más tempranas, alrededor de la menopausia, potenciaba los beneficios y reducía los riesgos. Al eliminar la progesterona sintética no solo no aumentaba el cáncer de mama, sino que se reducía. Los análisis de poblaciones más amplias reportaron una disminución clara del riesgo cardiovascular y de la mortalidad general con estas terapias, además de observar un efecto protector sobre la masa ósea.

En el año 2022, la Sociedad Norteamericana para la Menopausia (NAMS) emitió un nuevo posicionamiento sobre las terapias hormonales, con una opinión favorable. Advertía, eso sí, de que la ratio beneficio/riesgo es menos favorable para mujeres mayores de 60 años o que comienzan la terapia más de diez años después de la aparición de la menopausia. Pero incluso en estos casos puede reducirse el riesgo usando dosis más bajas y con una aplicación sobre la piel en vez del consumo oral. En mujeres con historia familiar de cáncer de mama, sobre todo en el caso de tumores positivos para el receptor de estrógeno, estas terapias podrían estar contraindicadas.

Al hablar de terapia de reemplazo hormonal en mujeres pensamos casi siempre en estrógenos, pero la hormona más abundante en la mujer es la testosterona. De hecho, los estrógenos se producen a partir de la testosterona o su andrógeno precursor (androstenediona). Esta testosterona se produce en los ovarios y en las glándulas suprarrenales. A medida que los ovarios reducen su producción de hormonas sexuales, la testosterona también se reduce, y una mujer de 40 años tendrá la mitad que cuando tenía 20. Por este motivo se está usando también testosterona en mujeres, pero existen muchos menos estudios de momento. Por esa razón es tan importante el diagnóstico y el tratamiento individual, siempre de la mano de un profesional.

Optimización hormonal en hombres

El uso de testosterona exógena tiene también una larga historia en hombres. Se han usado inyecciones de esta hormona desde los años cuarenta del siglo pasado, y en los años ochenta su empleo era muy común entre los culturistas. De esta manera se lograban niveles suprafisiológicos de testosterona, lo cual es claramente peligroso. Eleva el riesgo coronario, produce daño hepático y atrofia los testículos, entre otros muchos problemas.

Sin embargo, usar testosterona para recuperar niveles normales tiene más beneficios que riesgos en la mayoría de los casos. Además de mejorar el deseo sexual puede ayudar a preservar la masa muscular y ósea, a ralentizar la pérdida de capacidades físicas y a mejorar el estado anímico.

Pero los resultados, como casi siempre que hablamos de hormonas, son muy variables. Algunos hombres notan efectos casi inmediatos y otros pueden tardar meses. Si un hombre sedentario con sobrepeso no cambia sus hábitos y se limita a inyectarse testosterona, los resultados serán decepcionantes en la mayoría de los casos. Hay también distintas variantes de testosterona y distintas formas de aplicación, como parches, pellets o inyecciones.

Esta terapia, como cualquier otra, no está exenta de riesgos, pero los estudios recientes indican que son poco frecuentes. Antes se asumía, por ejemplo, que la testosterona exógena elevaría el riesgo de cáncer de próstata, pero las últimas teorías desmienten esta idea. El motivo de que no eleve el riesgo se debería a que los receptores de testosterona de la próstata ya se saturan con niveles bajos de esta hormona, por lo que a partir de cierto nivel el riesgo no parece aumentar más.

Por otra parte, algunos estudios iniciales habían observado más riesgo de enfermedad cardiovascular al usar estas terapias, pero los nuevos metaanálisis tampoco parecen respaldar esta idea. De hecho, al recuperar los niveles normales de testosterona suelen mejorar el perfil lipídico y la función endotelial. Se reducen también la inflamación y la resistencia a la insulina, factores que elevan el riesgo coronario.

Como contrapartida, la testosterona eleva la producción de glóbulos rojos y hemoglobina, lo que aumenta la viscosidad de la sangre y la posibilidad de que se formen coágulos. Por suerte, este riesgo es fácilmente prevenible con revisiones frecuentes. Lo mismo en el caso de la ginecomastia, más habitual en hombres con exceso de grasa.

La testosterona exógena reducirá, eso sí, la producción de esperma, y por tanto la fertilidad. Hay formas de prevenir esto, como por ejemplo usando gonadotropina coriónica, que debe pautarse de manera personalizada.

Por todo lo anterior, y al igual que en el caso de mujeres, la supervisión médica es fundamental para maximizar los beneficios de esta terapia y minimizar sus riesgos.

En los últimos años ha crecido el interés por las alternativas a la testosterona, como los SARMS (moduladores selectivos de los receptores androgénicos) o la ecdisterona. De momento no hay estudios suficientes para concluir si son realmente efectivos y seguros, por lo que no se aconseja su uso.

Metabolismo y tiroides

Lo que llamamos coloquialmente metabolismo se refiere en realidad al gasto energético total de nuestro cuerpo, que se divide además en varios elementos: tasa metabólica basal, efecto térmico de los alimentos y actividad física.

La tasa metabólica basal es la energía total que el cuerpo gasta en reposo, simplemente para mantenernos con vida. Aunque no nos movamos, nuestros órganos deben seguir funcionando, y eso requiere mucha energía. Esta tasa metabólica está controlada sobre todo por la glándula tiroides, que recibe instrucciones de la hipófisis. Esta hipófisis, o glándula pituitaria, produce la hormona TSH para indicar a la tiroides cuánta hormona T4 (o tiroxina) debe liberar. La T4 es en realidad una prohormona, que debe convertirse a T3 (o triyodotironina), la hormona realmente activa.

Mucha gente cree que el metabolismo se reduce al envejecer, pero no es del todo cierto. Uno de los mayores estudios sobre la evolución de la tasa metabólica con el paso del tiempo solo apreció una ralentización relevante del metabolismo a partir de los 60 años. Y el factor que mejor explicaba esta reducción era la pérdida de masa muscular. Además, mientras que la reducción del metabolismo basal era de tan solo cincuenta calorías por década, la reducción del gasto por actividad física era de unas doscientas. Es decir, preservar la masa muscular y seguir haciendo actividad física es lo más importante para mantener un metabolismo saludable.

La alimentación también es relevante para una buena regulación metabólica. El yodo, por ejemplo, es la materia prima de las hormonas tiroideas, y debemos incluir suficiente en la dieta. Alimentos como el pescado y los lácteos son buenas fuentes de yodo. Otros nutrientes, como el selenio o el zinc, participan en la conversión de T4 a T3, pero no tendremos deficiencias si seguimos las propuestas alimentarias del capítulo 7. Esta conversión, de T4 a T3, se produce sobre todo en el hígado, pero también en el intestino. Mantener una buena salud intestinal ayuda, por tanto, a optimizar este proceso, y la disbiosis se asocia con más trastornos de la tiroides.

Tampoco queremos que estas hormonas estén más elevadas de la cuenta, un trastorno llamado hipertiroidismo. De hecho, las personas con metabolismos muy acelerados sufren más mortalidad. Pero, en general, estas hormonas se van reduciendo con la edad, y el hipotiroidismo es un riesgo mucho más común. Es también frecuente, sobre todo en mujeres, la enfermedad de Hashimoto, un trastorno autoinmune donde el propio sistema inmunitario ataca la glándula tiroidea perjudicando su función. En la mayoría de estos casos es necesario medicarse con hormonas (normalmente T4) para mantener niveles adecuados. Otro enemigo de la tiroides es el estrés, y la suplementación con ashwagandha ha demostrado mejorar los niveles hormonales en personas con hipotiroidismo.

Hormonas del estrés

El estrés tiene un efecto paradójico sobre la longevidad. Como explicamos en el capítulo 5, el estrés físico puntual activa mecanismos de protección que nos fortalecen. La vida de nuestros ancestros les exigía someterse a los elementos, a la ausencia puntual de alimento y a una dosis elevada de actividad física. En la cómoda sociedad moderna apenas nos exponemos a este tipo de estresores beneficiosos, pero nos afectan otros. La mayor parte del estrés actual es psicosocial, y está más relacionado con problemas laborales o económicos, conflictos interpersonales y otro tipo de adversidades.

Aunque este tipo de estresores no amenazan la supervivencia de manera inmediata, nuestro cerebro sigue respondiendo de la única manera que sabe: liberando hormonas del estrés. Y dado que la inmensa mayoría de los peligros a los que se enfrentaban nuestros antepasados eran físicos, estas hormonas del estrés nos preparan para luchar o para huir: elevan la frecuencia cardiaca y la presión arterial, liberan glucosa y triglicéridos en sangre, aumentan la tensión muscular... Y esta respuesta, que es beneficiosa de manera puntual, se vuelve en nuestra contra cuando el estrés psicosocial se prolonga en el tiempo. Además, mientras dure la respuesta de lucha o huida se inhiben procesos de largo plazo como los asociados al sistema inmunitario o al sistema digestivo. Mientras tu cerebro no sienta que la supervivencia inmediata está garantizada no hará mucho para mejorar tu futuro.

El estrés crónico perjudica casi todas las claves del envejecimiento. Daña el ADN y dificulta su reparación, acorta los telómeros, favorece la disfunción mitocondrial, desregula el sistema inmunitario y daña la microbiota. Los estudios en los que se emplearon relojes epigenéticos demuestran que los episodios de estrés de tan solo unas pocas semanas de duración aceleran el envejecimiento.

Un gran estudio llevado a cabo en Finlandia preguntó a casi cuarenta mil personas sobre sus niveles de estrés, y las que reportaron más estrés psicosocial tuvieron una vida más corta. Vivieron 2,8 años menos de media, para ser exactos. Este dato es interesante, pero tiene muchos matices. Por ejemplo, sabemos que el estrés psicosocial no afecta a todo el mundo por igual. Como decía Epicteto, el famoso filósofo estoico, «No son las cosas que nos pasan las que nos hacen sufrir, sino lo que nosotros nos decimos sobre esas cosas». La psicología moderna reconoce la sabiduría de estas palabras y acepta que la interpretación que hacemos de nuestra situación influye en nuestra respuesta fisiológica. Otro gran estudio sobre el impacto del estrés en la salud, esta vez en más de treinta mil estadounidenses, también observó que el estrés psicosocial elevaba la mortalidad, pero solo entre aquellos que consideraban que ese estrés era perjudicial. Por el contrario, las personas que interpretaban las mismas situaciones estresantes como parte inevitable de la vida, o que eran incluso capaces de asignarles cierto propósito, no se veían afectadas negativamente por ellas.

Un estudio más reciente, que usó relojes epigenéticos para medir el envejecimiento, llegó a conclusiones similares. Los individuos con mejor regulación emocional mostraron un envejecimiento más lento, a pesar de enfrentarse a las mismas situaciones estresantes. Este es uno de los factores a través de los cuales la mentalidad modula la velocidad de envejecimiento, como explicaremos en el capítulo 11.

El poder de la melatonina

La melatonina se conoce como la hormona del sueño, y una de sus misiones principales en el cuerpo es regular los ritmos circadianos. El reloj biológico central está en una parte del cerebro llamada núcleo supraquiasmático y utiliza distintos procesos para comunicar la hora al resto del cuerpo. Por ejemplo, al llegar la noche activa la glándula pineal, encargada de producir melatonina. Esta hormona se libera después en el torrente sanguíneo, desde donde llega a todos los tejidos.

La melatonina actúa por tanto como mensajera de la oscuridad, indicando a nuestro cuerpo que ha llegado el momento de descansar. Su poder, sin embargo, es mucho más amplio. Para empezar, es un gran antioxidante. Se cree que las mitocondrias fueron los primeros organismos en sintetizar melatonina mucho antes de que se integraran en células más complejas. Las mitocondrias usaban esta melatonina para combatir los radicales libres generados al producir energía, y sigue siendo una molécula muy importante para mantener una buena salud mitocondrial. La melatonina no solo reduce el estrés oxidativo de las mitocondrias, sino que regula la mitofagia y mejora la producción de ATP.

La melatonina ejerce también un efecto anticancerígeno por distintas vías: potencia el sistema inmunitario, regula la apoptosis o muerte celular, inhibe la angiogénesis y bloquea la migración de células malignas. El enemigo principal de la melatonina es la luz artificial nocturna, ya que engaña al cerebro haciéndole pensar que sigue siendo de día. Esto podría explicar, en parte, por qué las personas que se exponen a más luz artificial por la noche tienen mayores tasas de cáncer.

Y, por supuesto, la melatonina nos ayuda a dormir mejor; el sueño es otro de los factores clave para elevar y extender la curva de vitalidad. Un estudio evaluó distintos criterios de calidad del sueño en más de ciento setenta mil participantes. Estos criterios eran dormir entre siete y ocho horas al día, quedarse dormido con facilidad, no permanecer despierto mucho tiempo durante la noche, no usar fármacos para dormir y levantarse descansado la mayoría de los días. A lo largo de veinte años, las personas que cumplían todos estos requisitos vivieron varios años más que las que no cumplían casi ninguno. La diferencia fue de 4,7 años adicionales en el caso de los hombres y de 2,4 en el caso de las mujeres.

Todo parece indicar, sin embargo, que más no es mejor, y la mayoría de los estudios encuentra una relación en forma de U entre las horas de sueño y la mortalidad. El nivel más bajo de mortalidad se encuentra entre siete y ocho horas de sueño, mientras que tanto dormir menos de siete horas como más de ocho se asocia con más mortalidad. Aunque no hay consenso sobre esta curiosa relación, la mayoría de los expertos opinan que la causa de la mayor mortalidad no es el exceso de sueño, sino las enfermedades subyacentes que incitan al cuerpo a tener que descansar más.

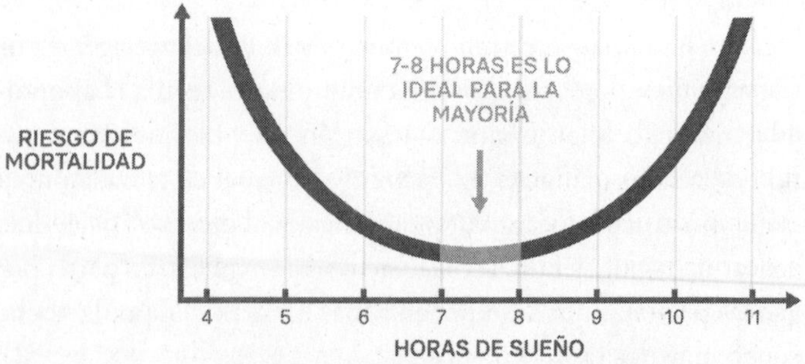

Ilustración 35: Dormir entre siete y ocho horas se asocia con menor riesgo de mortalidad.

La mejor forma de optimizar nuestra producción de melatonina es exponiéndonos a luz natural durante la mañana y minimizando la luz artificial por la noche. Existen además algunos alimentos con pequeñas cantidades de melatonina, como cerezas, pistachos, leche y avena. Es probable que no aporten suficiente melatonina como para tener un efecto muy marcado, pero varios estudios muestran resultados favorables en el descanso, y en los niveles de melatonina, con zumo de cereza o con leche un poco antes de acostarse.

Se ha estudiado también el papel del triptófano en el sueño, al ser precursor indirecto de la melatonina. Alimentos como pavo, pollo, queso, pescado, huevos, tofu o semillas de calabaza son ricos en triptófano, pero para que este aminoácido llegue al cerebro debemos elevar ligeramente la insulina. Esto explicaría por qué muchas personas duermen mejor al incluir un poco de carbohidrato en la cena. La insulina arrastra a los aminoácidos competidores del triptófano, lo que permite que este aminoácido más pesado cruce la barrera hematoencefálica y llegue al cerebro. Una vez dentro, se convierte en serotonina y por fin en melatonina.

Más allá de intentar elevar la melatonina de manera natural, en ciertos casos puede ser interesante suplementar. Se considera un suplemento seguro, incluso en dosis elevadas, sin riesgo de adicción y sin reducir la producción propia. La melatonina está indicada en especial para regular los ritmos circadianos, por ejemplo, en el caso de sufrir jet lag. Pero también podría ayudar a dormir mejor, y la dosis utilizada de manera habitual en los estudios varía entre 0,5 y 5 mg/noche. Para problemas leves de sueño, una dosis pequeña de melatonina parece más recomendable, tomada una hora antes de acostarse. Si no notas efecto, incrementa la dosis.

9

Pelo y piel: la vejez visible

«La naturaleza
te da la cara que
tienes a los 20 años.
A los 50 depende de ti».

Coco Chanel

Si juzgamos los libros por la portada, nos perderemos grandes historias, y lo mismo ocurre con las personas. Su apariencia externa no refleja necesariamente su carácter ni sus capacidades. Pero, al contrario que con los libros, lo que ocurre en nuestro interior sí tiene un reflejo directo en nuestro exterior, tanto en la piel como en el pelo.

Los humanos podemos estimar con bastante precisión la edad biológica de otras personas observando su cara. Y, como hemos visto antes, las personas que aparentan más edad tienden a morir antes. Además, la forma en la que nos vemos condiciona cómo nos sentimos. Si nos vemos más jóvenes, nos sentiremos más jóvenes.

Tanto la calidad del pelo como la de la piel influyen de manera importante en la edad que aparentamos. Y, en ambos aspectos, nos diferenciamos mucho de animales similares. Existen más de cuatrocientas especies de primates, todas cubiertas de pelo, menos nosotros. Somos la rata topo desnuda de los primates, y varias teorías intentan explicar por qué perdimos el pelo en casi todo el cuerpo.

Una de las teorías más plausibles es la hipótesis de la sabana, según la cual perdimos el pelo para ayudarnos a regular la temperatura. Encontrar alimento en la sabana africana demandaba largas caminatas, y el sol apretaba. Para mejorar la termorregulación el pelo se hizo mucho más fino y la piel se llenó de glándulas sudoríparas. Somos monos desnudos y sudorosos. Esto podría haber supuesto una desventaja cuando conquistamos territorios fríos, pero para entonces ya contábamos con tecnologías como ropa y fuego para protegernos.

Otros expertos opinan que perder el pelo en la cara nos ayudó a conectar socialmente con los demás, porque las emociones colorean nuestra piel. Podíamos ver cuándo alguien se sonrojaba o se ponía pálido, y esta mejor conexión emocional habría potenciado la cohesión del grupo.

Y la tercera teoría tendría que ver con un riesgo menor de infección por parásitos. Los patógenos han sido una de las fuerzas selectivas más fuertes en nuestra historia evolutiva, y al tener un pelo mucho más fino les ofrecíamos menos posibilidades de cobijo.

Mantuvimos, sin embargo, pelo denso en la cabeza, quizá para proteger de la radiación solar nuestra zona más expuesta. Este pelo se convirtió también en un potente reclamo sexual, probablemente porque era una buena señal de fertilidad.

Por desgracia, el envejecimiento afecta directamente a la piel y al pelo. Veamos cómo podemos ralentizar este proceso.

Pelo: canas y calvicie

El pelo es un filamento que crece a partir de un folículo piloso, situado en la dermis de la piel. Se compone sobre todo de queratinocitos, células ricas en la proteína queratina. La parte del pelo que permanece en el folículo capilar se llama raíz y es la única parte viva del pelo. El resto es tejido muerto. No tiene actividad bioquímica ni sensorial, por eso no nos duele cortarnos el pelo.

Cada folículo tiene células madre, que se dividen para dar lugar a nuevo pelo, con una vida promedio de cinco años. Después de este tiempo el pelo deja de crecer y se cae, empujado por el nuevo pelo que empieza a asomar por el folículo capilar. Perdemos unos cien pelos cada día, pero este número es muy variable. Si la caída es mucho mayor que la reposición, aparece la calvicie. Las células madre encargadas de crear nuevo pelo se agotan con el tiempo, de ahí que la calvicie se acelere con el envejecimiento.

Muchos factores pueden contribuir a la caída prematura del pelo, como estrés, déficit de ciertos nutrientes, dietas muy bajas en calorías o trastornos como el hipotiroidismo. Sin embargo, el

95 % de la calvicie prematura en hombres se debe a la alopecia androgénica o androgenética, y afecta a casi la mitad de los hombres a los 50 años. Recibe este nombre por la implicación de las hormonas sexuales masculinas (andrógenos) por un lado, y los genes por otro.

El efecto de la testosterona en el crecimiento del pelo es paradójico. Es la principal responsable de que los hombres tengan más pelo por todo el cuerpo, pero también de que se queden calvos con mucha más frecuencia que las mujeres. Como hemos visto en el capítulo anterior, Aristóteles observó que los hombres castrados adoptaban comportamientos más similares a los de los hombres mayores, pero también observó que rara vez se quedaban calvos. La castración es efectiva para evitar la calvicie, pero seguramente prefieras explorar otras alternativas.

En realidad, la culpa no es tanto de la testosterona como de la dihidrotestosterona, o DHT, producida a partir de la testosterona por acción de la enzima 5-alfa reductasa (5AR). La DHT es un andrógeno mucho más potente que la testosterona. Es responsable del crecimiento de la próstata y también del debilitamiento de los folículos pilosos del cuero cabelludo. Con el tiempo estos folículos se miniaturizan y al final mueren.

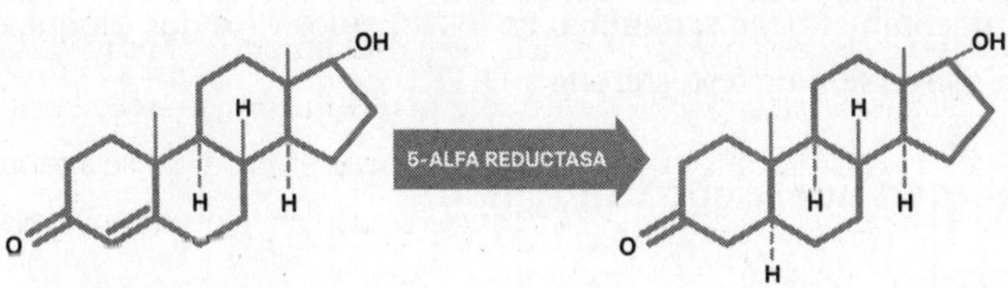

Ilustración 36: La enzima 5-alfa reductasa convierte testosterona en DHT.

Pero más DHT no implica necesariamente más calvicie, ya que su efecto depende del número de receptores de esta hormona en los folículos pilosos, y algunos hombres tienen muchos más receptores que otros. La distribución de estos receptores explica también el patrón típico de pérdida de pelo. El pelo de la parte superior de la cabeza tiene muchos más receptores de DHT que el pelo de los lados y la parte posterior, por eso no solemos perderlo.

¿La culpa es de las madres?

Se estima que el 80 % de la prevalencia de este tipo de calvicie se debe a los genes. Por ejemplo, el gen que codifica los receptores de andrógenos está en el cromosoma X, que los hombres heredan de su madre. Por este motivo se afirma comúnmente que la «culpa» de la calvicie la tienen las madres. O, dicho de otra manera, observando el pelo de tu abuelo materno podrías hacerte una idea de cómo será el tuyo cuando llegues a su edad.

Y aunque esta idea tiene parte de verdad, no refleja toda la realidad. Se conocen otros muchos genes que contribuyen al riesgo de calvicie, y varios están en el cromosoma Y, el que los hombres reciben de su padre. Por tanto, tendrías que mirar a tus dos abuelos. Y si ambos se quedaron calvos pronto, tampoco desesperes. Ahora contamos con mecanismos efectivos para evitar este destino. De estos, los más estudiados son los compuestos que aumentan el riego sanguíneo en los folículos y los que bloquean la conversión de testosterona a DHT.

Aumentar el riego sanguíneo

La sangre lleva oxígeno y nutrientes a todas las células del cuerpo, y esto incluye los folículos pilosos. El ejercicio fortalece el corazón y ayuda a que este bombee sangre con suficiente fuerza como para llegar a la cabeza. A la larga lista de beneficios antienvejecimiento del ejercicio podemos añadir su efecto protector del pelo. Un estudio llevado a cabo con casi seiscientas personas diagnosticadas con alopecia androgénica concluyó que las que adoptaron un programa de ejercicio perdieron menos pelo en los siguientes seis meses que las que siguieron siendo sedentarias.

Es decir, el ejercicio puede ralentizar la caída del pelo, pero no es capaz de detener el proceso. Por suerte, contamos con el fármaco minoxidil, un potente vasodilatador que empezó a usarse en personas hipertensas en 1979. Al poco tiempo de lanzarse al mercado llegaron muchos comentarios sobre un sorprendente efecto secundario: crecimiento del pelo y el vello corporal.

Sus inventores se apresuraron a crear, y patentar, una solución de minoxidil disuelto en varios líquidos a base de alcohol, para aplicar directamente sobre el cuero cabelludo. Estudios posteriores indicaron que el minoxidil aumenta el crecimiento capilar en la zona de la coronilla en el 40 % de los hombres.

Incluso en casos donde el minoxidil no es efectivo aplicado directamente sobre la piel, podría funcionar tomado como pastilla en dosis bajas. De hecho, los estudios en ratones indican que el minoxidil podría mejorar el riego sanguíneo al cerebro y mitigar así el riesgo de demencia.

Bloquear la DHT

Las Salinas es una villa remota en la República Dominicana, famosa por varios casos de niñas que parecían convertirse en niños alrededor de los 12 años. A esta edad, de repente, aparecían los genitales masculinos. En 1972, la endocrinóloga Julianne Imperato-McGinley viajó a esta zona para intentar descifrar el misterio. Estudió veinticuatro casos y concluyó que el motivo de esta sorprendente transformación era la deficiencia de la enzima

5-alfa reductasa. Estas personas eran hombres biológicos, con cromosomas XY, pero al casi no convertir testosterona en DHT durante la gestación no desarrollaban genitales masculinos externos. Aunque la mayoría se criaban como niñas, tenían comportamientos y preferencias más similares a los de los niños. Al llegar la pubertad, el aumento de la testosterona hacía que los genitales masculinos aparecieran. La mayoría de estas personas vivían su vida adulta como hombres heterosexuales, y Julianne observó que tenían dos características particulares: próstatas pequeñas y ausencia de calvicie.

Poco después, el presidente de la farmacéutica Merck descubrió estos estudios, y su empresa diseñó un fármaco que bloqueaba la enzima 5-alfa reductasa. Se llamó finasterida y fue todo un éxito. Se aprobó en 1992 para tratar la hiperplasia benigna de próstata y en 1997 para la alopecia androgénica.

Mientras que para la hiperplasia de próstata se recomienda una dosis de 5 mg/día, para revertir la calvicie androgénica se usa por lo general 1 mg/día. Es un fármaco efectivo, pero bloquea solo una de las dos variantes de la enzima 5-alfa reductasa que convierten testosterona en DHT.

Por ese motivo es más poderosa la dutasterida, un fármaco más reciente que bloquea ambas. La dosis diaria recomendada suele ser de 0,5 mg/día, aunque puede variar según el caso. Recuerda en cualquier caso que hablamos de fármacos, por lo que debes consultar con un buen dermatólogo.

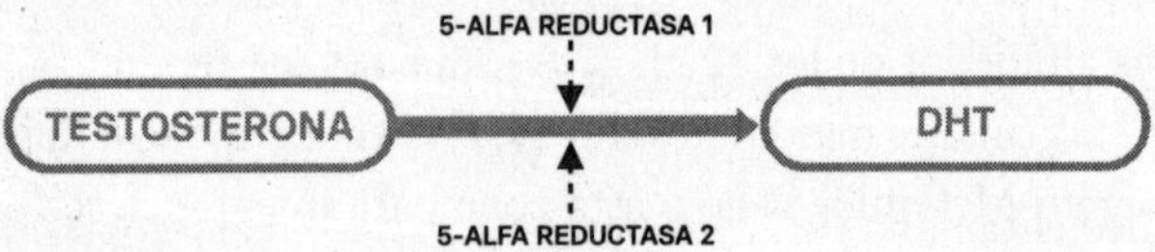

Ilustración 37: La dutasterida bloquea ambas variantes de la enzima 5-alfa reductasa, la finasterida solo una.

Estos fármacos también son efectivos en mujeres con alopecia androgenética, pero solo deberían usarse si no hay riesgo de embarazo. Al reducir los niveles de DHT podrían causar problemas en el desarrollo de los genitales de fetos varones, similares a los de los niños de Las Salinas.

Bloqueadores de DHT y cáncer de próstata

El cáncer de próstata es el más común entre los hombres, aunque no es el que más muertes causa. De hecho, la mayoría de los hombres mueren con cáncer de próstata, no de cáncer de próstata. A partir de cierta edad, casi todos los hombres presentan células cancerígenas en la próstata, pero su crecimiento es lento y por lo general no son estos tumores los causantes de la muerte. Varios estudios encuentran correlación entre la calvicie androgénica, sobre todo en la zona de la coronilla, y mayor riesgo de cáncer de próstata. Es decir, un signo de envejecimiento externo podría representar un mayor envejecimiento interno.

En este caso, ¿podrían los bloqueadores de DHT reducir el riesgo de cáncer de próstata? Un primer estudio en hombres de más de 55 años concluyó en el 2003 que los que tomaban finasterida tuvieron un 25 % menos de riesgo de ser diagnosticados con cáncer de próstata en los siete años que duró el estudio. Paradójicamente, en los hombres que desarrollaron cáncer, este fue más maligno en los que tomaban finasterida.

Una posible explicación sería que la finasterida mejora la sensibilidad de la prueba del antígeno prostático específico (PSA, por sus siglas en inglés), lo que haría que este marcador refleje mejor el riesgo real de cáncer. Además, la finasterida reduce el tamaño de la próstata, y esto hace más probable que las biopsias, practicadas con frecuencia al detectar un valor elevado en la PSA, encuentren células cancerígenas, si es que existen. Es decir, que este aumento de los casos graves se debería probablemente a una mejor detección en el grupo que tomaba finasterida, y no a una mayor incidencia. Estudios posteriores, con más participantes y de mayor duración, encuentran en general un papel protector de la finasterida y la dutasterida en el cáncer de próstata.

En cualquier caso, estos estudios estaban orientados a hombres que toman finasterida o dutasterida para tratar la hiperplasia benigna de próstata, en cuyo caso se usan dosis más elevadas de estos fármacos.

¿Efectos secundarios?

Los efectos secundarios de estos fármacos son poco frecuentes. Menos de un 2 % de los hombres reportan pérdida de libido o disfunción eréctil. Es posible, además, que parte de los síntomas se deban al efecto nocebo. Nuestro cerebro es una máquina poderosa, y si crea la expectativa de que algo malo ocurrirá, es capaz de convertir esa expectativa en realidad.

En el caso de experimentar efectos secundarios, estos desaparecen en la mayoría de los casos tras dejar el fármaco. Algunos hombres han reportado que estos efectos adversos permanecieron durante más tiempo, dando lugar al síndrome posfinasterida. Sin embargo, no se ha podido demostrar que exista en realidad ni se conocen vías por las que podría ocurrir.

¿Existen alternativas naturales?

Hay compuestos naturales que inhiben la conversión de testosterona a DHT, como el aceite de semilla de calabaza, el *Pygeum africanum* (o ciruelo africano) y el saw palmetto. Este último es el que cuenta con más estudios, y ha demostrado mejorar el crecimiento del cabello en dosis de 200-300 mg/día.

Un estudio de dos años de duración comparó la finasterida con el saw palmetto en cien hombres, y concluyó que la finasterida mostró resultados en el 68 % de los hombres, respecto al 38 % en el caso del saw palmetto. Se vio además que el crecimiento de pelo nuevo se concentró en la zona superior de la cabeza con saw palmetto, mientras que la finasterida logró un crecimiento más general.

Dado que funciona por la misma vía que la finasterida, es lógico pensar que tenga efectos positivos similares, pero más atenuados. Y lo mismo ocurre con los posibles efectos secundarios.

Peinando canas

Cuenta la leyenda que el pelo de María Antonieta, reina de Francia durante la Revolución francesa, se volvió blanco los días previos a ser guillotinada. Aunque las canas no aparecen tan de repente, sí es cierto que situaciones estresantes aceleran la pérdida de color del cabello. Puedes buscar, por ejemplo, las fotos de Barack Obama al inicio y al final de su presidencia. Habían pasado solo ocho años, pero parecían veinte. De pelo negro a casi completamente blanco.

La edad a la que aparecen las canas tiene un componente genético muy fuerte, pero también influyen en ella nuestros hábitos, en especial el estrés con el que lidiamos. Se ha demostrado que un exceso de hormonas del estrés daña las células madre de los melanocitos o células encargadas de colorear el pelo nuevo. A medida que el cabello crece en los folículos, estos melanocitos inyectan melanina en las células que contienen queratina, la proteína principal del pelo. Si los melanocitos se agotan, el pelo nuevo saldrá blanco.

Varios estudios indican que las canas son un marcador independiente de riesgo cardiovascular. Es decir, el pelo blanco está directamente relacionado con la edad biológica, sobre todo cuando lo causan el estrés o los malos hábitos. Fumar, ser sedentario o tener déficit de vitaminas B12, B7 o B9 se asocia con más riesgo de desarrollar canas prematuras.

Otro culpable de la aparición de canas es el exceso de peróxido de hidrógeno en los folículos pilosos, que decolora el cabello y evita que la melanina surta efecto. El peróxido de hidrógeno es el agua oxigenada, que muchas personas usan para decolorar el pelo. El problema aparece cuando producimos este compuesto desde dentro. Por suerte, tenemos enzimas, como la catalasa, que descomponen el peróxido de hidrógeno en agua y oxígeno. Por desgracia, perdemos estas enzimas a medida que envejecemos.

Alimentos como el hígado, el aguacate, el brócoli, la cebolla, el puerro, el melocotón, la piña, el kiwi o la sandía tienen buenos niveles de esta enzima, aunque no está claro si la catalasa ingerida produce una elevación relevante en el cuerpo. Algunos expertos proponen el uso de ashwagandha, ya que por un lado contiene tirosina, un aminoácido requerido en la producción de melanina, y por otro ayuda a reducir los niveles de cortisol.

Piel: el órgano más pesado

No solemos ver la piel como un órgano, pero lo es. De hecho, es el órgano más pesado del cuerpo. La piel de un adulto promedio pesa más de 4 kilos y mide más de 2 metros cuadrados. La piel actúa, en primer lugar, como barrera de protección contra bacterias, virus y compuestos químicos. Participa en la termorregulación y produce compuestos antimicrobianos. No solo nos protege contra la radiación solar, sino que la convierte en vitamina D, una hormona clave para la salud. Es además un gran órgano sensorial que informa al cerebro de lo que ocurre en el mundo externo. Para realizar todas estas funciones la piel cuenta con más de veinte tipos de células, distribuidas en tres grandes capas: epidermis, dermis e hipodermis.

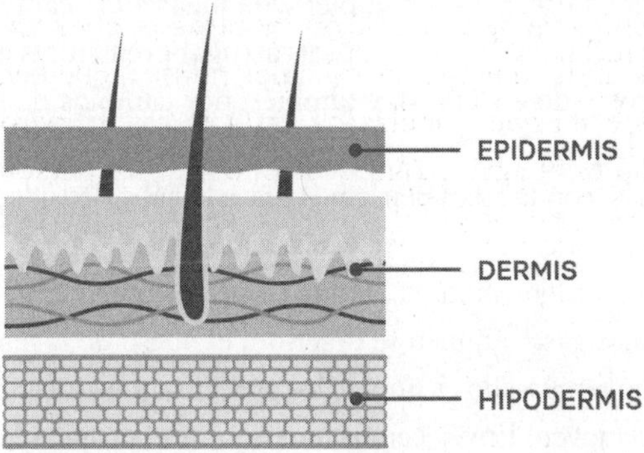

Ilustración 38: Las tres capas de la piel.

La epidermis es la capa más externa y está formada en su mayor parte por queranocitos, igual que el pelo. Al estar expuesta a las inclemencias externas, estas células se renuevan con mucha rapidez, creando una capa nueva cada mes. En la epidermis residen también los melanocitos, que producen melanina bronceadora para protegernos de la radiación solar.

Por debajo de la epidermis, ofreciendo estructura y soporte, está la dermis, la capa más gruesa de la piel. En ella destacan los fibroblastos, un tipo de células que producen dos proteínas clave: colágeno y elastina. La primera aporta firmeza; la segunda, elasticidad. Con el tiempo ambas se van degradando, lo que produce la flacidez.

Por fin llegamos a la hipodermis, donde se concentra la grasa que ofrece aislamiento, pero también soporte, nutrición y protección.

El envejecimiento afecta a las tres capas de la piel. La radiación ultravioleta del sol es la principal causante de las manchas que se forman en la epidermis y de la pérdida de colágeno y elastina que ocurre en la dermis. El tabaco tiene también un efecto muy perjudicial en la piel y da lugar a la «cara de fumador». Es reconocible por las típicas arrugas prematuras alrededor de los ojos y de los labios, y también por cambios de textura y color en la piel.

Además, con la edad perdemos grasa facial y densidad ósea, lo que le da a la cara un aspecto más cadavérico. Zonas como los pómulos pierden volumen, lo que en parte contribuye a la aparición de arrugas. También se deteriora el hueso de la mandíbula, cuyo ángulo marcado es uno de los aspectos que asociamos a una apariencia joven. Envejecemos incluso por el propio efecto de la gravedad, que tira de los tejidos hacia abajo y hace que se vayan descolgando los párpados y las cejas.

Como siempre, la velocidad a la que envejece la cara tiene un componente genético. Personas con piel gruesa o mayor capacidad para producir colágeno serán más resistentes a la aparición de arrugas. Pero, en cualquier caso, las células de la piel están sujetas a las mismas claves del envejecimiento que todas las demás. Por ejemplo, la piel envejecida acumula más células senescentes, que liberan a su vez citoquinas inflamatorias. Estas citoquinas dañan las células sanas e interfieren con las funciones de la piel. Cuidar la piel no solo es un tema estético, sino también de salud.

Para ello, veremos compuestos concretos que mantienen la piel más joven, siguiendo la conocida pirámide de la dermatóloga Zoe Draelos. Esta pirámide propone tres niveles de cuidados: protección, transformación y optimización. Añadiremos, además, un nivel por debajo, relacionado con los hábitos. Revisemos cada uno.

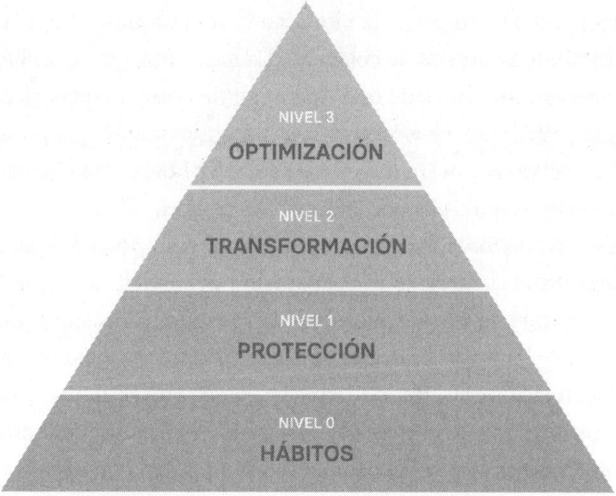

Ilustración 39: Pirámide para ralentizar el envejecimiento de la piel.

Nivel 0: Hábitos para una piel saludable

El objetivo es ralentizar todo lo posible el envejecimiento de la piel, y tanto el ejercicio como la dieta y el descanso desempeñan un papel crucial en este sentido.

La actividad física mejora el riego sanguíneo en la piel, que recibe así el oxígeno y los nutrientes que sus células requieren. Después del ejercicio se observa una mejora puntual en la capacidad de hidratación de la piel, y las personas que practican actividad física con frecuencia muestran una mejor calidad estructural en ella.

Una buena dieta impacta también en la salud de la piel por múltiples vías. Los polifenoles que protegen a las plantas de la radiación solar ejercen el mismo efecto en nosotros. Aquí destacan los carotenoides, como beta-carotenos, luteína, astaxantina o licopeno. Por su parte, la vitamina C actúa como antioxidante y promueve la síntesis de colágeno. La mejor manera de asegurar suficientes nutrientes de este tipo es siguiendo una dieta rica en frutas y verduras. La vitamina E es un antioxidante que protege la piel del daño por un exceso de radicales libres, y se encuentra en nueces, semillas, aguacates y aceite de oliva.

Dentro de los minerales destaca el zinc, importante para la cicatrización de heridas y la reparación de tejidos. Se encuentra en las ostras, la carne roja, el pollo, las nueces, las semillas de calabaza y las legumbres. Por su parte, los ácidos grasos omega 3 reducen la inflamación de la piel y evitan que se seque. Como hemos visto antes, el pescado graso es la mejor fuente, pero es también interesante el consumo de semillas de chía, semillas de lino y nueces.

En los últimos años ha cobrado especial importancia el eje intestino-piel al conocerse que trastornos como la dermatitis atópica, la rosácea, la psoriasis o incluso el acné tienen una relación estrecha con la calidad de la microbiota. Una microbiota alterada desregula el sistema inmunitario, que a su vez causa problemas en la piel. Ninguna crema será capaz de curar trastornos que surgen desde dentro. Varios estudios han demostrado beneficios en estas enfermedades con el uso de probióticos, pero la salud intestinal depende de muchos otros factores.

Cerrando esta breve sección sobre hábitos, no podemos ignorar el papel del sueño en la piel. Mientras dormimos se activan multitud de mecanismos reparadores que afectan todos nuestros órganos, incluyendo la piel. Durante el sueño aumenta el riego sanguíneo a la piel y se eleva la producción de colágeno. Se reparan los daños al ADN y se fortalece la barrera protectora de la piel. Un estudio fotografió a veinticinco sujetos antes y después de dos noches de restricción de sueño, y los evaluadores externos coincidieron en que estas personas parecían más atractivas en las primeras fotografías. Este efecto temporal se revierte al regresar a buenos hábitos de sueño, pero las personas que duermen mal durante años muestran pieles más envejecidas y de menor calidad.

Nivel 1: Protección

Pasando ya a compuestos tópicos, lo más importante es la protección, y el principal enemigo de la piel es la radiación. La mayoría de los melanomas en personas jóvenes están causados por el uso de cabinas de bronceado. Evítalas a toda costa. La relación con el sol, sin embargo, es más compleja. Como vimos en el capítulo 5, el sol es un arma de doble filo. Por una parte, necesitamos que su radiación impacte en la piel para producir vitamina D y óxido nítrico. Las personas que se exponen menos al sol mueren antes. Pero, por otra parte, la radiación solar envejece la piel y favorece la aparición de manchas y arrugas.

La clave, como siempre, está en lograr el equilibrio adecuado. Personalmente recomiendo usar protector solar en la cara, al tener una piel delicada y ser la zona que más exponemos. Prefiero sintetizar vitamina D y óxido nítrico exponiendo otras zonas del cuerpo, como los brazos y las piernas. Lo más importante es evitar que la piel se enrojezca, ya que es una señal clara de daño.

Intenta, sobre todo, no recibir sol a través de ventanas, ya que el cristal bloquea los rayos UVB pero deja pasar los UVA. Los UVB son los que necesitamos para sintetizar vitamina D y penetran con menos profundidad en la piel. Los rayos UVA son más dañinos porque llegan a la dermis, donde dañan los fibroblastos y degradan el colágeno.

En este nivel de la pirámide encontramos también el uso de antioxidantes aplicados de forma directa sobre la piel. Han demostrado reducir el estrés oxidativo y protegernos de agresores externos, como la radiación o la contaminación. Puedes usar un sérum con vitamina C y aplicarlo a primera hora de la mañana. Esta vitamina C contribuye además a la síntesis de colágeno. Algunos productos incluyen también ácido ferúlico, que complementa el papel de la vitamina C como antioxidante.

Nivel 2: Transformación

Tras asegurar una correcta protección de la piel, debemos potenciar su capacidad de regeneración. Para ello, se usan los transformadores, que son sobre todo ácidos.

Los reyes de los transformadores son, sin duda, los retinoides. Estos derivados de la vitamina A empezaron a emplearse en dermatología para tratar el acné, por su capacidad de regenerar la piel. Pronto se descubrió que reducen también las arrugas y las manchas, por lo que son especialmente recomendables para pieles maduras.

Se unen a los receptores de retinoides de distintas células de la piel, donde empiezan a ejercer su magia. Regulan la apoptosis celular y la diferenciación de las células. Aumentan la proliferación de queranocitos en la epidermis y estimulan la angiogénesis en la dermis, es decir, la formación de nuevos vasos sanguíneos. De esta manera llegará más oxígeno y más nutrición a la piel. Los retinoides llegan incluso a la dermis, donde inhiben la degradación del colágeno y potencian su producción en los fibroblastos. Por último, reducen también la pigmentación de la piel y ejercen una acción antiinflamatoria.

El retinol es el retinoide más estudiado y el más recomendable en la mayoría de los casos. Sin embargo, puede tener efectos secundarios, como enrojecimiento de la piel, sobre todo al principio. Es recomendable, por tanto, empezar con un producto que tenga poca concentración y no usarlo a diario. Disminuye también la secreción de sebo, lo cual puede ser positivo en algunas personas, pero puede secar demasiado la piel en otras. También podría aumentar la sensibilidad al sol, de ahí la importancia de aplicarlo por la noche.

Otros transformadores efectivos son distintos tipos de alfa hidroxiácidos, como ácido glicólico o ácido láctico, que actúan sobre todo como exfoliantes. Para pieles más sensibles se recomiendan beta hidroxiácidos como ácido salicílico. Este último desempeña también un papel antimicrobiano, de ahí que se recomiende en casos de acné.

Por último, no podemos olvidar el ácido hialurónico. Está presente no solo en la piel, sino también en las articulaciones y los cartílagos. Su producción se reduce con la edad, pero los animales que siguen produciendo altas cantidades en la edad adulta, como la rata topo desnuda, tienden a vivir más. Es una molécula relativamente grande, pero las cremas con ácido hialurónico de bajo peso molecular han demostrado penetrar la piel y mejorar su nivel de hidratación.

Nivel 3: Optimización

En la punta de la pirámide encontramos compuestos como péptidos y factores de crecimiento. Cuentan con muchos menos estudios que los compuestos anteriores y son más caros, pero en algunos casos podrían resultar interesantes.

Los péptidos no son más que cadenas de aminoácidos con funciones especiales. Por su pequeño tamaño son capaces de cruzar las distintas capas de la piel y ejercer distintas funciones desde el interior.

Algunos de estos péptidos, llamados inhibidores de los neurotransmisores, producen relajación muscular, lo que reduce las líneas de expresión. Su nombre deriva de su capacidad de bloquear la acetilcolina, que participa en la contracción muscular. Es decir, intentan simular inyecciones de bótox, pero sin agujas, aunque el efecto resulta mucho menor. Otros péptidos actúan como señales hacia los fibroblastos para que produzcan más colágeno o activen sus vías antioxidantes.

Los factores de crecimiento, por su parte, son moléculas que se unen a la membrana celular y transmiten una señal al interior del citoplasma para activar o desactivar determinados procesos de renovación y regeneración celular. Uno de los factores de crecimiento más importantes para la piel es el factor de crecimiento epidérmico FCE (también conocido por sus siglas en inglés EGF, *epidermal growth factor*). Este factor regula la regeneración de la piel y mejora su apariencia, pero no está claro que funcione aplicado de manera tópica.

BÓTOX: EL VENENO ANTIENVEJECIMIENTO

La toxina botulínica es una neurotoxina elaborada por la bacteria *Clostridium botulinum*. Es, de hecho, uno de los compuestos biológicos más tóxicos y se considera un arma de destrucción masiva. Un gramo de esta toxina, adecuadamente dosificado, podría matar a más de un millón de humanos. El bótox es la versión comercial de esta neurotoxina, y miles de personas se lo inyectan cada día.

Alrededor de 1820, el médico alemán Justinus Kerner descubrió que esta toxina, que causaba muertes frecuentes por contaminaciones de comida, inhibía el sistema nervioso. Propuso, ya entonces, que podría emplearse para curar enfermedades causadas por un sistema nervioso muy activo.

Siglo y medio después, en 1977, y tras muchos experimentos en animales, se inyectó bótox en una persona para tratarle el estrabismo, un trastorno causado por desequilibrios en los músculos que mueven los ojos. El tratamiento fue todo un éxito y se extendió rápido, con curiosos efectos secundarios. Muchos pacientes reportaban menos arrugas al lado de los ojos, donde se inyectaba el bótox, y solicitaban la aplicación en otras partes de la cara, como la frente. Al interferir con la liberación de acetilcolina, el bótox reduce los movimientos musculares que contribuyen, tras miles de repeticiones inconscientes, a la formación de arrugas.

Aunque parece un tratamiento puramente cosmético, la ciencia reciente indica que podría tener efectos más profundos, ya que los gestos faciales condicionan las emociones. Fingir una sonrisa nos hace sentir un poco mejor, y fruncir el ceño genera el sentimiento opuesto. Dado que el bótox limita la expresividad de gestos de enfado, algunos psicólogos intuían que podría tener un efecto positivo en la depresión, y los estudios confirman esta idea. Algunos opinan que parte del efecto en la mejora de ánimo vendría también de verse mejor.

Por el lado negativo, la reducción de nuestra expresividad facial podría interferir con la capacidad de interpretar las emociones de los demás. La activación cerebral ante imágenes de personas que reflejan diferentes emociones cambia ligeramente después de inyectarse bótox, y algunos opinan que esto podría hacernos menos empáticos.

Juntando todo: rutina antienvejecimiento básica

Si es tu primera incursión en los productos para el cuidado de la piel, todo lo anterior puede sonar abrumador, pero podemos sintetizarlo en una rutina sencilla.

Es importante empezar el día limpiándose la cara para que la piel absorba bien el resto de los compuestos. Después, aplica un suero con antioxidantes, sobre todo con vitamina C. El siguiente paso sería aplicar una crema hidratante y, por último, el protector solar. La piel ya está lista para enfrentarse al nuevo día.

Por la noche, un rato antes de acostarte, limpia de nuevo la cara y aplica después un transformador, que en general debería ser retinol. En verano puedes usar ácidos más suaves, como salicílico o glicólico.

En <fitnessrevolucionario.com/vivemas> puedes ver recomendaciones de productos concretos, pero recuerda que las mejores opciones dependerán también de tu tipo de piel. Si tienes cualquier duda, consulta con tu dermatólogo de confianza.

10

Moléculas para alargar la vida

«Si un suplemento
funciona,
probablemente
esté prohibido.
Si no está prohibido,
probablemente
no funcione.
Hay excepciones».

Ron Maughan

El elixir de la inmortalidad era una poción legendaria que garantizaba la vida eterna, y los alquimistas de distintas culturas dedicaron su vida a intentar encontrarlo. Ninguna civilización le dedicó tanto esfuerzo como la china, aunque los resultados no fueron los esperados. El primer gran promotor de este elixir fue el emperador Qin Shi Huang, que vivió en el siglo III a. C. Tras derrotar a todos los territorios combatientes de la época se erigió como primer emperador de una China unificada y combinó los distintos muros defensivos en una Gran Muralla. Su deseo de lograr todavía más lo llevó a perseguir este elixir de la inmortalidad. Ordenó a los mejores alquimistas de la época que diseñaran esa pócima secreta. Por desgracia, entre los ingredientes del elixir preparado por los alquimistas estaba el mercurio, que pronto acabó con la vida del emperador.

La triste historia de Qin Shi Huang no disuadió a emperadores posteriores. Los alquimistas siguieron experimentando con distintos compuestos, como plomo o arsénico, que acortaron la vida de muchos gobernantes. La última muerte confirmada en busca del elixir de la inmortalidad fue la del emperador Yongzheng, en 1735. Su sucesor, Qianlong, no quiso correr la misma suerte y desterró a los alquimistas que durante dos mil años habían intentado, en vano, encontrar el elixir de la juventud. Qianlong gobernó China durante más de seis décadas y murió a la avanzada edad de 88 años. Paradójicamente, desistir de la búsqueda de la inmortalidad le permitió vivir mucho más.

Varios siglos después seguimos buscando compuestos que nos hagan vivir más, pero, por suerte, hemos reemplazado la alquimia por la ciencia. Estamos todavía lejos de desarrollar la pastilla de la longevidad, pero existen compuestos que podrían ayudar. ¿Qué criterios he considerado para seleccionar los más prometedores? Primero, que sean seguros. No queremos seguir los pasos de muchos emperadores chinos. La dosis efectiva debe ser muy inferior a la dosis tóxica. Segundo, que ataquen directa o indirectamente algunas de las claves del envejecimiento conocidas, que hemos visto en el capítulo 4. Tercero, que hayan demostrado alargar la vida de animales y que existan estudios en humanos con efectos favorables en marcadores relevantes de salud.

Recuerda, en cualquier caso, que queda mucho por investigar y que el impacto de cualquiera de estos suplementos será muy inferior al que podrás lograr mejorando tus hábitos. Pasemos a la lista.

Espermidina

La espermidina es un compuesto natural que nuestras propias células pueden sintetizar, pero que se va reduciendo con la edad. Participa en muchas funciones celulares y destaca su capacidad de activar la autofagia. Por este motivo se incluye dentro de los miméticos del ayuno.

Por si esto fuera poco, la espermidina parece tener un efecto antiinflamatorio y podría mitigar además otras claves del envejecimiento, como la disfunción mitocondrial.

Su nombre deriva del fluido humano en el que se encontró por primera vez, pero no te alarmes. Está también presente en muchos alimentos, como germen de trigo, soja, setas, queso curado, verduras crucíferas, manzanas, granadas y semillas de calabaza. Una dieta rica en estos alimentos podría aportar más de 5 mg/día de espermidina. Además, algunas de las bacterias de nuestra microbiota son capaces de sintetizar espermidina.

Los estudios observacionales de largo plazo indican que las personas que consumen más espermidina a través de la dieta tienen menos riesgo de enfermedad coronaria y menos deterioro cognitivo. Por ejemplo, un estudio concluyó que las personas que más espermidina ingerían vivieron cinco años más que los que apenas la incluían en su dieta.

En el caso de la suplementación, la espermidina ha demostrado alargar más de un 20 % la vida de animales como los ratones. Se ha visto un efecto especialmente marcado en la mitofagia, o autofagia de las mitocondrias. Al eliminar las mitocondrias dañadas, las ratas mejoran su capacidad de producir energía.

No tenemos estudios de suplementación en humanos a largo plazo, pero un ensayo clínico demostró que adultos de más de 60 años con demencia mejoraron su desempeño en varias pruebas cognitivas al suplementarse con 3,3 mg/día de espermidina durante tres meses.

Astaxantina

El color original de los salmones, las gambas y los flamencos es grisáceo. Se vuelven anaranjados por la astaxantina, un carotenoide presente en ciertas algas y crustáceos de los que se alimentan. Por su gran poder antioxidante se considera el rey de los carotenoides, y recientemente se le ha atribuido un efecto positivo sobre distintas claves del envejecimiento.

Ha demostrado, por ejemplo, mitigar el daño al ADN y reducir los niveles de inflamación. Parece potenciar también el sistema inmunitario, elevando la producción de linfocitos T y B. Es capaz de cruzar la barrera hematoencefálica y prevenir el declive cognitivo, aunque de momento solo tenemos evidencia en animales. También aporta beneficios para la vista y la piel, mejorando su protección contra la radiación ultravioleta. Los estudios recientes indican que puede modular la función mitocondrial por mecanismos independientes a su función antioxidante y aumentar así la producción de energía celular.

Los ratones suplementados con astaxantina mejoran la resistencia al ejercicio, y lo mismo se ha visto en personas mayores. La mejora es pequeña, pero medible.

Algunos alimentos ricos en astaxantina son el salmón, los langostinos, la trucha roja y los cangrejos. En el caso de la suplementación se han visto efectos beneficiosos con dosis de 6-12 mg/día, idealmente con las comidas.

Rapamicina

Recuerdo la magia que sentí cuando visité la Isla de Pascua, en medio del océano Pacífico. Es uno de los lugares habitados más remotos del planeta, y más que una isla parece un museo a cielo abierto. Cientos de enormes esculturas de piedra, llamadas moáis, salpican su paisaje. Se cree que estas enigmáticas figuras eran representaciones de los habitantes ancestrales, reencarnados como vigilantes. Por eso dan la espalda al mar, mirando hacia la comunidad.

Más allá de sus moáis, la isla se conocía en los círculos científicos porque tenía otra particularidad: sus habitantes casi no sufrían tétanos a pesar de caminar descalzos por caminos llenos de excremento de caballo, la combinación perfecta para infectarse. En 1964, un equipo de investigadores canadienses tomó muestras de la tierra y apenas encontró restos de la bacteria *Clostridium tetani*, causante de la grave enfermedad del tétanos. ¿El motivo? La tierra parecía albergar un antídoto. Desde hace millones de años, la tierra que pisamos es el campo de batalla de una microscópica guerra entre hongos y bacterias.

En este caso, los investigadores averiguaron que una bacteria denominada *Streptomyces hygroscopicus* liberaba un compuesto que la protegía de sus adversarios, entre ellos distintos hongos y la propia bacteria responsable del tétanos. Llamaron a esta molécula rapamicina, en homenaje al nombre original de la isla, Rapa Nui.

Los experimentos en ratones demostraron que era un compuesto muy seguro, a pesar de inhibir el sistema inmunitario. De hecho, la propiedad inmunosupresora de la rapamicina ha salvado muchas vidas al usarse en personas trasplantadas para evitar que el sistema inmunitario rechace el nuevo órgano.

Al investigar cómo la rapamicina atacaba a sus enemigos, se descubrió que bloqueaba la señal central del desarrollo celular: mTOR en nuestro caso. De hecho, el nombre mTOR viene de la rapamicina (*mammalian Target Of Rapamycin* o, en español, diana de la rapamicina en mamíferos).

Para un hongo salvaje, esto es malo, porque dificulta su crecimiento. Pero para un humano en el cómodo y abundante mundo moderno, inhibir ligeramente la vía mTOR podría ser bueno. Equivaldría a simular restricción calórica y a elevar la autofagia, sin el sacrificio asociado.

Antes de probarlo en humanos, los investigadores experimentaron en ratones y observaron que las dosis pequeñas de rapamicina extendían su vida, aproximadamente un 20 %. Los ratones viven más incluso si empiezan a tomar rapamicina a una edad avanzada.

Por desgracia, todavía no tenemos resultados claros en humanos. Inhibir la mTOR puede aportar beneficios, pero también perjuicios. Una dosis lo bastante elevada como para extender la vida podría suprimir en exceso el sistema inmunitario, y esto elevaría el riesgo de infecciones y otras enfermedades. Se está trabajando también en análogos de la rapamicina que puedan ofrecer sus beneficios con menos efectos secundarios.

Para conocer mejor su impacto se está llevando a cabo un interesante estudio en nuestros mejores amigos, los perros. Decenas de dueños de perros están dando rapamicina a sus animales de compañía, y los resultados iniciales son prometedores. Los perros que toman rapamicina muestran, de momento, un envejecimiento más lento, pero no tendremos resultados definitivos hasta dentro de varios años.

Metformina

En la Edad Media, si acudías al médico con sed insaciable, fatiga inexplicable y la necesidad de orinar con mucha frecuencia, te ofrecían un preparado a base de una planta llamada *Galega officinalis*, vulgarmente conocida como ruda cabruna.

Los síntomas anteriores corresponden a una enfermedad que en esa época era rara y hoy muy frecuente, la diabetes. Y para combatirla usamos ahora una medicina, la metformina, basada en compuestos identificados en esa misma planta.

La metformina se ha usado para controlar la diabetes desde hace más de setenta años, pero la ciencia de la longevidad no le prestó mucha atención hasta que, hace pocos años, un estudio comparó la esperanza de vida de tres grupos de individuos: personas sin diabetes, personas con diabetes que toman metformina y personas con diabetes que toman otros fármacos.

Los diabéticos que no tomaban metformina tenían una vida más corta que la población general, como era de esperar. La sorpresa vino al comprobar que los diabéticos que tomaban metformina vivían más que las personas sin la enfermedad. Aunque este estudio recibió críticas por distintos problemas metodológicos, generó mucha curiosidad entre los estudiosos de la longevidad.

El efecto principal de la metformina es reducir la gluconeogénesis y mejorar la sensibilidad a la insulina. Se cree que logra este efecto al inhibir el complejo I y el complejo IV de la cadena respiratoria mitocondrial. Esto reduciría la producción de energía, o ATP, y activaría la vía AMPK. Es decir, la metformina actuaría como un estresor hormético a nivel mitocondrial. En diabéticos, la metformina no solo mejora la sensibilidad a la insulina, sino que reduce también la glicación de proteínas y mejora el perfil lipídico. El riesgo de cáncer se reduce entre el 25 y el 40 % entre los diabéticos que toman metformina.

Pero, en biología, casi todo tiene un precio. Los estudios recientes indican que la metformina podría inhibir adaptaciones al entrenamiento, reduciendo las mejoras de VO_2 máx y de masa muscular. Y, como vimos antes, tanto el VO_2 máx como la masa muscular se asocian con más longevidad. En personas con diabetes lo bueno de la metformina compensa con creces lo malo, pero en personas sanas no está tan claro.

Los estudios llevados a cabo con ratones muestran aumentos de longevidad pequeños, alrededor del 5 %, y solo si se empieza a tomar pronto. Para aclarar su efecto en la longevidad humana se está llevando a cabo el estudio TAME (*Targeting Aging with Metformin*), que comprobará el efecto de tomar 1.500 mg/día de metformina en más de tres mil personas sin diabetes. Mientras tanto, no aconsejo tomar metformina en personas no diabéticas. Obtendrás muchos más beneficios del entrenamiento, sin efectos secundarios.

Algunas personas optan por tomar berberina, una especie de metformina natural con un efecto similar. Activa ligeramente la AMPK y reduce los niveles de glucosa. Varios estudios indican además que dosis de 500-1.000 mg/día de berberina reducen los niveles de colesterol LDL en sangre.

Curcumina

La cúrcuma se considera la reina de las especias, el oro indio. Su consumo en Asia se remonta a hace más de cuatro mil años, con fines tanto medicinales como culinarios. Llegó a Europa en el siglo XIII, de la mano de Marco Polo. Se obtiene de la raíz de una planta, la *Cúrcuma longa*, y su principio activo más potente es la curcumina.

La curcumina es reconocida por su gran poder antiinflamatorio. Reduce, por ejemplo, los síntomas asociados a trastornos como artritis reumatoide y osteoartritis, y mejora también biomarcadores de inflamación como IL-6. Los estudios recientes indican que la curcumina ataca otras muchas claves del envejecimiento además de la inflamación. Por ejemplo, inhibe la vía mTOR, reduce la resistencia a la insulina, elimina células senescentes y mejora la función mitocondrial. Actúa además como regulador epigenético. Añadir curcumina a la comida de animales como moscas y ratones alarga su vida.

La curcumina previene la acumulación de lipofuscina, un deshecho celular que se acumula en distintos tejidos con la edad. Por ejemplo, en la piel contribuye a las manchas oscuras, y de hecho se conoce como el pigmento del envejecimiento. Al acumularse en el cerebro eleva el riesgo de demencia, y los estudios en ratones indican que la curcumina ayuda a eliminar este compuesto del cuerpo. En humanos, la curcumina parece reducir los síntomas de depresión y ansiedad.

El problema de la curcumina es su baja biodisponibilidad, por lo que debe combinarse con piperina (extraída de la pimienta negra), para potenciar su absorción. Las dosis efectivas oscilan entre 500 y 1.500 mg/día de curcumina, combinadas con 5-15 mg/día de piperina.

También puedes usar cúrcuma directamente, bien como suplemento o como condimento en tu dieta. La cúrcuma aporta otros polifenoles interesantes además de curcumina, pero en este caso la dosis debería ser superior.

NAC (N-Acetil-Cisteína) y glicina

El glutatión es nuestro antioxidante más poderoso y regula tanto el estrés oxidativo como la respuesta inmunitaria. Nuestra capacidad de producir glutatión se reduce con la edad, lo que aumenta el estrés oxidativo en las células. En un principio se probó a suplementar con glutatión directamente, pero hay dos problemas con este enfoque. Por un lado, se degrada con rapidez en el intestino, por lo que es poco efectivo. Y, segundo, suplementar de forma directa con antioxidantes puede entrañar un peligro. Como vimos en el capítulo 5, los radicales libres cumplen una función, y no buscamos aniquilarnos, sino equilibrarlos. Para ello, deben ser las propias células las que produzcan el glutatión que necesitan, y nuestra misión es asegurar que tienen suficiente materia prima para ello.

La materia prima del glutatión está formada por tres aminoácidos: el glutamato, la glicina y la cisteína. De ellos, la cisteína y la glicina suelen ser los factores limitantes, y por eso tiene sentido suplementarlos. El NAC (N-Acetil-Cisteína) es una variante acetilada de la cisteína, más estable y segura que la L-cisteína libre.

El NAC no es un compuesto nuevo y se usa en distintos ámbitos médicos. Por ejemplo, es un mucolítico popular usado para reducir la mucosidad provocada por los resfriados. Parece también reducir la impulsividad (se utiliza en caso de adicciones), ayudar a eliminar metales pesados (como mercurio, plomo o arsénico) y controlar el acné.

En el campo del envejecimiento se ha visto que la combinación de NAC y glicina eleva la producción endógena de glutatión, y que esto se traduce en una ralentización de varias claves del envejecimiento. Los estudios llevados a cabo con ratones muestran que añadir NAC y glicina a su dieta eleva las reservas de glutatión en distintos tejidos y aumenta su esperanza de vida más de un 20 %. No se ha estudiado el efecto a largo plazo en humanos, pero sí observamos mayores niveles de glutatión en las personas centenarias.

Al menos dos estudios en personas de más de 70 años mostraron que al suplementar con NAC y glicina durante pocos meses mejora la salud mitocondrial y se reducen la inflamación, el daño genómico y la resistencia a la insulina. Se hicieron además pruebas funcionales, y los participantes mejoraron tanto la fuerza como la velocidad al caminar. Mejoraron también la presión arterial y la composición corporal. Son, sin embargo, estudios preliminares, en muestras pequeñas y usando dosis relativamente altas, de entre 3 y 7 gramos diarios de cada compuesto.

Es probable que en personas jóvenes la dosis óptima sea bastante menor, alrededor de uno o dos gramos diarios, tanto de NAC como de glicina, pero todavía no contamos con estudios suficientes para ser más precisos.

Resveratrol y pterostilbeno

El resveratrol es un compuesto liberado por algunas plantas cuando se enfrentan a estresores externos, como ataques de hongos, frío intenso o radiación ultravioleta. El científico japonés Michio Takaoka lo aisló por primera vez en 1939 a partir de la planta venenosa pero medicinal *Veratrum album.*

En 2003, el famoso David Sinclair, experto en longevidad de la Escuela de Medicina de Harvard, reportó en la revista *Nature* que el resveratrol activaba las sirtuinas en las células de levaduras y gusanos. Esto aumentaba en un 70 % la vida de las levaduras y en un 14 % la de los gusanos. Tras este sorprendente descubrimiento fundó la farmacéutica Sirtris, centrada en la formulación de distintos compuestos basados en resveratrol. Pocos años después, la farmacéutica GSK compró Sirtris por más de setecientos millones de dólares, pero tras muchas investigaciones no lograron ningún resultado. Al final, la cerraron.

¿Qué explicaría esta debacle? Primero, el gran salto evolutivo entre las levaduras y los humanos. Las propiedades del resveratrol *in vitro*, es decir, en células aisladas y en animales muy básicos han sido ampliamente estudiadas y contrastadas, pero no se han podido replicar en humanos. Algunos opinan que la causa principal sería la baja biodisponibilidad del resveratrol. Al degradarse muy rápido tras su ingesta no llegaría en realidad a las células que lo necesitan. Algunas formulaciones modernas de resveratrol parecen mejorar esta biodisponibilidad y reducir algunas claves del envejecimiento, como la inflamación, pero tenemos todavía poca información.

No recomiendo, por tanto, los suplementos de resveratrol, pero sí incluir alimentos ricos en este compuesto, como piel de uva negra, arándanos, frambuesas, moras y cacahuetes.

Una alternativa más prometedora es el pterostilbeno, que tendría mecanismos de acción similares a los del resveratrol, pero con una mejor absorción. Hay estudios que demuestran beneficios, pero es todavía muy temprano para recomendarlo. Sigue siendo mejor consumir alimentos ricos en pterostilbeno, como arándanos rojos o azules, frambuesas, moras, uvas y almendras.

Alfa-cetoglutarato

Este compuesto lo descubrió en 1937 Hans Adolf Krebs, quien ganaría el premio Nobel unos años después por descubrir el ciclo del ácido cítrico, una serie de reacciones circulares que producen grandes cantidades de ATP en las mitocondrias. De hecho, este círculo de la vida es más conocido como el ciclo de Krebs, y por su complejidad es la pesadilla de muchos estudiantes de biología.

El alfa-cetoglutarato se crea en este circuito cerrado de producción de energía y cumple muchas funciones importantes. Es un regulador de procesos epigenéticos, es antiinflamatorio y es necesario para la síntesis posterior de varios aminoácidos. Pero, al igual que ocurre con otros muchos compuestos, su producción se reduce con la edad, de ahí el interés por suplementar.

Los estudios en gusanos y ratones han demostrado que esta molécula alarga la esperanza de vida a través de varios mecanismos. Para empezar, es capaz de crear cierto estrés mitocondrial, lo que activa la mitofagia y previene la disfunción mitocondrial. Parece ralentizar además la deriva epigenética que se produce con la edad y prevenir la pérdida de células madre.

¿Podría extender también la vida humana? No lo sabemos todavía, pero un estudio llevado a cabo con cuarenta y dos adultos, con una edad media de 63 años, observó un rejuvenecimiento promedio de siete años en su edad biológica al tomar un gramo diario de alfa-cetoglutarato durante varios meses. La edad biológica se midió con relojes epigenéticos, que son interesantes para orientarnos sobre el efecto general de una intervención, pero que tienen todavía poca precisión. Mientras no surjan nuevos estudios no me emocionaría demasiado, pero, dado que es un suplemento seguro y sin efectos perjudiciales conocidos, no sería descabellado su uso.

En los suplementos, el alfa-cetoglutarato viene unido a otras moléculas, como arginina o calcio. Los suplementos deportivos suelen usar arginina, es decir, arginina alfa-cetoglutarato o (AAKG) pero, aunque hay todavía pocas comparativas, en el ámbito de la longevidad se recomienda en general el calcio alfa-cetoglutarato.

En cualquier caso, y a pesar de que es un compuesto prometedor, existen todavía pocos estudios para justificar su uso. Además, dado que su vida útil es corta, no está claro cuánto puede entrar de verdad en las células.

Precursores de NAD

El NAD, o nicotinamida adenina dinucleótido, es una molécula muy versátil que participa en la producción de energía en las mitocondrias. Sin NAD no hay energía. Sin energía no hay vida.

Además, el NAD da soporte a las sirtuinas, esas proteínas que previenen el envejecimiento y reparan los daños en el ADN.

Y, como era de esperar, el NAD se reduce con la edad. Dado que esta molécula se degrada con rapidez en el intestino, no tiene sentido tomarla directamente y por eso se están estudiado precursores, moléculas que lleguen al torrente sanguíneo y que se conviertan en NAD en el interior de las células. Hay muchos precursores, pero los más estudiados son el NMN (nicotinamida mononucleótido) y el NR (ribósido de nicotinamida), ambos derivados de la vitamina B3. El precursor más directo de NAD+ es el NMN, que a su vez deriva del NR.

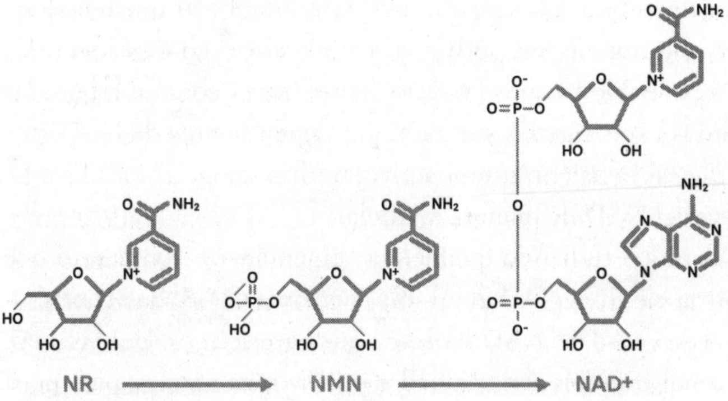

Ilustración 40: Precursores de NAD+.

Al dar a ratones un suplemento de NMN mejoran la resistencia física, los tejidos se vuelven más jóvenes y recuperan hasta densidad capilar. Se observa también ganancia de músculo, pérdida de grasa y mejora de la fertilidad. Sin embargo, no se ha visto un impacto relevante en la longevidad.

En humanos, los resultados son modestos. Algunos estudios demuestran mejoría en la sensibilidad a la insulina en personas prediabéticas al tomar 250 mg/día de NMN durante diez semanas, y también un leve aumento del rendimiento físico en personas mayores, pero poco más. Algunos expertos opinan que los escasos resultados del NMN se deben a que es una molécula demasiado grande como para absorberse con facilidad. Para evitar este problema proponen ir un paso más atrás, al NR o ribósido de nicotinamida (RN), que es una forma alternativa de la vitamina B3 (niacina).

Los estudios recientes demuestran que el NR es capaz de elevar el NAD, pero todavía no sabemos si esto se traducirá en menos enfermedad o más longevidad. Por otra parte, tampoco queremos elevar en exceso los niveles de NAD. Algunos estudios llevados a cabo con ratones parecen indicar que una dosis muy elevada de NR podría aumentar el riesgo de cáncer. Lo más probable es que el NR no cause cáncer como tal, pero las células cancerígenas son también dependientes de NAD, por lo que, si ya hay un tumor activo, podría ser contraproducente elevar el NAD de manera artificial.

Se está estudiando también la apigenina, un compuesto que podría elevar el NAD al inhibir la enzima CD38, que contribuye al descenso del NAD a medida que envejecemos. Una vez más, tenemos estudios con resultados positivos en ratones, pero poca evidencia en humanos. En cualquier caso, la apigenina tiene otros beneficios y puedes obtenerla incluyendo en la dieta alimentos como perejil, apio o cilantro, o también infusiones de manzanilla.

Por último, no olvidemos que la mejor estrategia conocida para elevar la producción natural de NAD y evitar su declive con la edad es el ejercicio.

Glucosamina

La glucosamina es un compuesto natural presente en el cartílago de las articulaciones. Por este motivo se ha usado durante mucho tiempo como suplemento para paliar dolores articulares, y en este caso se extrae de crustáceos y moluscos, o también se puede sintetizar en el laboratorio. Algunos estudios han mostrado un efecto positivo de la suplementación en trastornos como la osteoartritis, pero otros no han visto beneficio. Esta inconsistencia podría deberse al uso de distintos tipos de este compuesto, y parece más efectivo el sulfato de glucosamina. Una dosis de entre 1 y 3 gramos diarios de glucosamina ha demostrado reducir la degradación del cartílago.

Además, en estudios recientes se ha observado que las personas que tomaron glucosamina durante años sufrieron menos mortalidad. Por ejemplo, un estudio que afectó a casi medio millón de personas en Inglaterra concluyó que las personas que tomaban glucosamina tuvieron una mortalidad un 15 % menor durante los nueve años que duró el estudio. En general, las personas que usan suplementos pertenecen a un estrato socioeconómico superior y tienen mejores hábitos, pero los investigadores tuvieron esto en cuenta. También consideraron que la glucosamina se suele tomar junto a condroitina, y al analizar los datos se atribuyó la reducción de la mortalidad a la glucosamina, más que a la combinación de ambos.

No sabemos si hay una relación directa, pero añadir glucosamina a la comida de los gusanos y los ratones alarga ligeramente su vida, y se proponen distintos mecanismos. La glucosamina reduce la inflamación crónica, pero también parece elevar la mitohormesis y aumentar la biogénesis mitocondrial. Podría también proteger el ADN, lo que explicaría el menor riesgo de cáncer entre las personas que se suplementaban con este compuesto.

Otro beneficio de la glucosamina es que se considera muy segura, al menos en la dosis recomendada de un gramo al día.

Colágeno y glicina

El colágeno es la proteína más abundante del cuerpo y representa casi un tercio de nuestra masa total de proteína. Es además el componente principal de la piel, los huesos y el tejido conectivo. Por este motivo se conoce al colágeno como la proteína de la juventud, pero su síntesis se reduce con la edad. A los 60 años sintetizamos la mitad de colágeno que a los 20.

El colágeno está formado por tres aminoácidos principales: glicina, prolina e hidroxiprolina. En el ámbito del envejecimiento, la glicina ha despertado un interés especial. Como acabamos de ver, es importante para la producción de glutatión, y ayuda a eliminar excesos de metionina y a reducir la glicación de proteínas.

La glicina es además un aminoácido condicionalmente esencial. Es decir, nuestro cuerpo puede producir el que necesita, pero ciertas condiciones, como alguna enfermedad o lesión, el estrés o el simple envejecimiento, pueden hacer que no sinteticemos suficiente.

En el caso del colágeno, antiguamente se pensaba que no tenía sentido suplementar, ya que se descompondría en sus aminoácidos al digerirlo. Y, en parte, esto es cierto, por eso se han visto también beneficios al aportar alguno de los compuestos que lo forman, como la glicina. Sin embargo, somos también capaces de absorber de forma directa péptidos de colágeno, sin llegar a descomponerlos en todos sus aminoácidos, y esto facilita la síntesis de nuevo colágeno en el cuerpo. De hecho, multitud de metaanálisis independientes confirman que la suplementación con colágeno mejora la calidad de la piel y, en menor medida, mitiga problemas articulares.

Existen, además, varios tipos de colágeno. El colágeno tipo I está especialmente presente en la piel, los huesos y los tendones, mientras que el tipo II supone más del 90 % del colágeno del cartílago.

El colágeno se extrae de la piel y los huesos de los animales a través de un hervido prolongado, por eso el caldo de huesos es una buena fuente. Cuando este colágeno se aglutina obtenemos gelatina, que sería en realidad colágeno parcialmente hidrolizado. La gelatina se puede hidrolizar todavía más en péptidos, con lo que se obtiene colágeno hidrolizado por completo. Mientras que la gelatina se disuelve solo en agua caliente, los péptidos lo hacen también en frío.

Tanto la gelatina como el colágeno hidrolizado han demostrado beneficios, aunque el colágeno hidrolizado se absorbe con más facilidad. Es recomendable practicar algo de actividad física después de suplementar, ya que la tensión mecánica ejercida le indica a nuestro cuerpo dónde requiere ese refuerzo. En un estudio, por ejemplo, saltaban a la comba durante seis minutos una hora después de haber tomado gelatina, con el objetivo de estimular la síntesis de colágeno. Y se vio, en efecto, una mayor síntesis de colágeno en las articulaciones implicadas respecto a los que tomaron un suplemento placebo. Se han demostrado también beneficios en la recuperación de lesiones articulares y fortalecimiento de los tendones con suplementación de colágeno más ejercicio. Es decir, si no haces ejercicio, el beneficio articular de los suplementos será mínimo.

Para mejorar la piel y los tendones, el colágeno tipo I es el más efectivo, en dosis de 10 gramos diarios. En el caso de la osteoartritis (desgaste del cartílago) se han visto mejores resultados con colágeno no desnaturalizado tipo II (UC-II) en dosis de 40 mg/día. La artritis reumatoide, por su parte, tiene un componente autoinmune; es el propio sistema inmunitario el que ataca al cartílago.

En estos casos, se ha visto que el colágeno no desnaturalizado tipo II parece desviar la atención del sistema inmunitario, que reduce su ataque a nuestro propio colágeno, lo que mitiga la inflamación.

Y recuerda que la síntesis de colágeno no depende solo de que existan suficientes aminoácidos, sino también de otros compuestos, como la vitamina C o el magnesio, que debes aportar en la dieta o a través de la suplementación.

Magnesio

El magnesio es un mineral fundamental para la vida. Participa en más de trescientas reacciones bioquímicas, incluyendo la producción de ATP en las mitocondrias, la síntesis de proteínas y el mantenimiento del ADN. De media, una persona de 70 kilos tiene 25 gramos de magnesio en el cuerpo: el 55 % en los huesos, el 25 % en los músculos, el 19 % en los tejidos blandos y el 1 % en la sangre. Por este motivo las analíticas de sangre no dan una buena estimación de los niveles globales de magnesio, y se calcula que la mitad de la población ingiere menos del que necesita. Además, algunos trastornos como la diabetes, los problemas intestinales, fármacos como el omeprazol o episodios de estrés reducen la disponibilidad de magnesio.

A corto plazo, el déficit de magnesio puede producir síntomas como fatiga, espasmos musculares, calambres, dolores de cabeza, arritmias o problemas para dormir. A largo plazo, los niveles bajos de magnesio contribuyen a muchos trastornos silenciosos que se manifiestan con el paso del tiempo, como osteoporosis, problemas metabólicos, enfermedad cardiovascular o depresión. El déficit de magnesio eleva la resistencia a la insulina y la inflamación crónica de bajo grado, ambos factores que aceleran el envejecimiento.

El magnesio es necesario también para activar la vitamina D, un compuesto clave para los huesos y para la salud en general. El magnesio desempeña un papel importante en el sistema nervioso, incluyendo la producción de neurotransmisores como serotonina, dopamina y GABA. Varios estudios han hallado niveles bajos de magnesio en personas que sufren depresión, y la suplementación podría aliviar los síntomas.

Aunque la ingesta ideal depende de muchos factores, se recomienda un mínimo de 400-450 mg/día para hombres y 300-350 mg/día para mujeres. Lo ideal, como siempre, es obtener el magnesio de los alimentos, y son buena fuente los frutos secos, las verduras de hoja verde, algunos cereales como la avena, las legumbres, el salmón, el chocolate negro y frutas como el plátano.

En los suplementos, el magnesio elemental va unido a otros compuestos, y por eso hay tantas formulaciones. Además, debemos considerar el objetivo perseguido, ya que algunas formulaciones hacen que el magnesio llegue con más facilidad a determinados tejidos. Si el objetivo principal es elevar los niveles de magnesio, recomendaría el citrato de magnesio. Es muy biodisponible, se tolera bien y se ha usado en multitud de estudios. En segundo lugar, propondría el carbonato de magnesio. Es barato, aporta mucho magnesio elemental y está también entre los más estudiados.

El tercer suplemento más usado es el óxido de magnesio. Aporta una alta cantidad de magnesio elemental, pero tiene una baja biodisponibilidad y produce un mayor efecto laxante. Por estos motivos solo lo recomendaría en casos de estreñimiento. Algo similar ocurriría con el cloruro de magnesio.

El glicinato de magnesio, también llamado bisglicinato de magnesio, combina glicina y magnesio. Es buena opción si el objetivo principal es mejorar el sueño. Como ya hemos visto, la glicina es un aminoácido interesante para ralentizar el envejecimiento, y además ayuda a mejorar el descanso nocturno.

Omega 3

En el capítulo sobre nutrición vimos que las personas con un índice de omega 3 alto viven más. Este índice de omega 3 mide la cantidad de ácidos grasos EPA y DHA en las membranas de los glóbulos rojos, y podemos mejorar este marcador aumentando la ingesta de omega 3.

La mejor fuente de omega 3 es el pescado graso, pero en las últimas décadas se han publicado multitud de estudios que confirman un efecto positivo de la suplementación de EPA y DHA en la prevención de varias enfermedades, sobre todo de la enfermedad cardiovascular. Por ejemplo, un metaanálisis concluyó que la suplementación con omega 3 podría reducir un 35 % el riesgo de sufrir ataques cardiacos fatales.

Estos ácidos grasos reducen la inflamación y los niveles de triglicéridos en sangre, además de mejorar las arritmias y disminuir el riesgo de trombosis. Se ha visto también que la suplementación con omega 3 alarga ligeramente la longitud de los telómeros y mitiga el estrés oxidativo.

Además de su efecto positivo en el riesgo coronario, varios estudios indican que podría reducir el riesgo de otros trastornos ligados al envejecimiento, como la degeneración macular asociada a la edad y la demencia.

Por otra parte, no todos los estudios sobre suplementación con omega 3 han arrojado resultados positivos, lo cual podría tener varias explicaciones. Generalmente no se considera el nivel de omega 3 inicial de los participantes ni cuánto mejora en realidad gracias a la suplementación. En los estudios que lo hacen suele haber correlación entre el aumento de los niveles de omega 3 y la mejoría de otros parámetros de salud. Además, no todos los suplementos son iguales, y la absorción del omega 3 en forma de triglicérido es superior a la absorción en base a éster, usado en muchos suplementos.

Los suplementos de omega 3 tienen dos riesgos a considerar: oxidación y contaminación. Dado que son ácidos grasos poliinsaturados se oxidan con facilidad, de ahí la importancia de guardarlos en un lugar oscuro y fresco. Además, pueden contener pequeñas cantidades de contaminantes y metales pesados. Aunque el riesgo es bajo, es recomendable priorizar suplementos de omega 3 con el sello IFOS, que ofrecen mayor garantía.

La dosis diaria recomendada es de 1 gramo diario de EPA+DHA, pero en muchos casos es recomendable ingerir más. Por ejemplo, se estima que una persona que tenga un 4 % de índice de omega 3 debería consumir casi 2 gramos diarios para llegar al nivel óptimo de 8 %.

Creatina

La creatina es un compuesto natural formado por tres aminoácidos: metionina, arginina y glicina. Podemos sintetizar una pequeña cantidad de creatina al día y la obtenemos también de los alimentos, sobre todo de carnes y pescados. Por algo su nombre deriva de *kreas*, «carne» en griego.

Esta creatina permite elevar las reservas de fosfocreatina muscular, el sustrato energético del llamado sistema de los fosfágenos. Este sistema produce ATP con mucha rapidez y es clave para los esfuerzos físicos breves e intensos, como esprintar o levantar peso.

Desde hace décadas se ha usado la creatina como suplemento para mejorar la ganancia de masa muscular, ya que es segura y efectiva. La suplementación con dosis de entre 3 y 6 gramos de creatina al día mejora la fuerza, la potencia y el desarrollo muscular. Por este motivo es el suplemento favorito de muchos deportistas, y es también el que más ayuda a ralentizar la pérdida de fuerza y músculo al envejecer. Solo por esto ya merecería la pena tomar creatina, pero en los últimos años se ha visto que aporta otros beneficios.

No solo ayuda a prevenir la pérdida de músculo, sino también de masa ósea. Como es evidente, para que la creatina sea de verdad efectiva debe acompañarse de entrenamiento de fuerza, ya que de lo contrario su beneficio será limitado.

Además, los músculos no son los únicos órganos que utilizan creatina; el cerebro es otro repositorio importante de este sustrato energético. Varios estudios indican que las personas mayores que se suplementan con creatina mejoran la memoria y la función cognitiva. El impacto de la suplementación dependerá también de cuánta creatina se obtiene ya a partir de la dieta. Las personas veganas o con baja ingesta de alimentos ricos en creatina se benefician más de este suplemento, pero en casi todos los casos ayuda.

Aunque hay varios tipos de creatina, la más estudiada es la creatina monohidrato, y es por lo general la más barata. Por este motivo no merece la pena pagar más por otras formulaciones.

Conclusiones

Se están investigando cientos de compuestos que podrían elevar y extender nuestra curva de vitalidad. Sin embargo, todavía hay más ruido que señal, más promesas que realidades. Personalmente, recomiendo las siguientes prioridades.

En primer lugar, usar los suplementos que conocemos hace décadas y que han demostrado efectos positivos en diversos marcadores de salud en grandes estudios. En esta categoría estarían la creatina, el magnesio y el omega 3. Si te expones poco al sol, podrías usar también vitamina D, como hemos detallado en el capítulo 5.

A continuación, consideraría suplementos que podemos encontrar de manera natural en los alimentos y que cuentan con estudios positivos en humanos. En este grupo valoraría espermidina, curcumina, colágeno y glicina.

Si hablamos ya de fármacos, como metformina o rapamicina, esperaría hasta disponer de más pruebas sobre su posible beneficio a largo plazo en personas sanas.

Si quieres actualizaciones sobre suplementos y recomendaciones concretas, visita <fitnessrevolucionario.com/vivemas>.

11

Piensa joven: mentalidad para vivir más

«Envejecer es como escalar una montaña. Cuesta un poco más respirar, pero la vista es mucho mejor».

Ingrid Bergman

En los años setenta, varios investigadores iniciaron un ambicioso estudio sobre envejecimiento en un pueblo del estado de Ohio, en Estados Unidos. Usaron un gran cuestionario para recabar información sobre las personas de más de 50 años. Les hicieron preguntas sobre su salud, su familia y su trabajo, pero también sobre sus creencias en relación con el envejecimiento. Les preguntaron, por ejemplo, si pensaban que eran menos útiles a medida que cumplían años, o si asociaban más el envejecimiento a conceptos positivos, como «experiencia», o negativos, como «decrepitud».

Veintidós años más tarde, los investigadores comprobaron que las personas con una actitud positiva hacia el envejecimiento vivieron, de media, 7,5 años más. Podríamos pensar que quienes gozaban de mejor salud en el momento inicial serían precisamente los que tendrían una percepción positiva sobre el envejecimiento, y que esto explicaría su mayor longevidad. Es decir, que la mejor salud podría ser la causa de la mejor percepción sobre

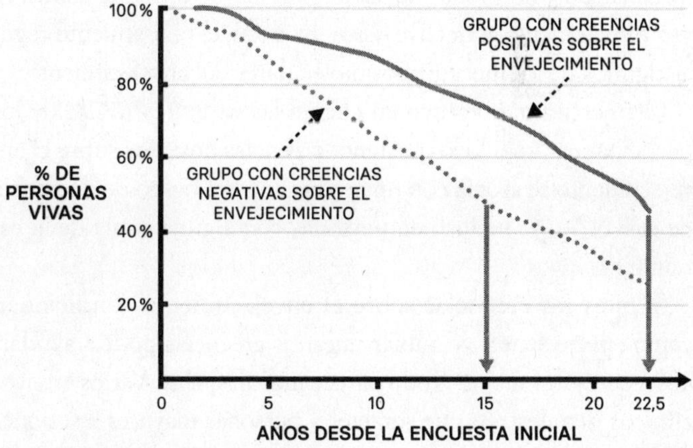

Ilustración 41: Las personas con creencias positivas sobre el envejecimiento envejecen mejor y viven más. Adaptado de Levy 2002.

el envejecimiento, no la consecuencia, pero los investigadores tuvieron esto en cuenta. Para descartar esta posibilidad evaluaron al principio tanto el estado de salud objetivo como la autopercepción de salud. De esta manera pudieron confirmar que las percepciones sobre el envejecimiento constituyen un factor específico que influye en cómo envejecemos.

El impacto era tan grande que algunos expertos cuestionaron los resultados, pero estudios similares en otros países llegaron a conclusiones parecidas. Por ejemplo, el estudio TILDA (*The Irish Longitudinal Study on Ageing*), evaluó a casi nueve mil irlandeses de más de 50 años y descubrió que los que tenían percepciones negativas sobre el envejecimiento empeoraron cognitivamente más rápido durante los años siguientes. También se redujo de manera más pronunciada la velocidad a la que caminaban y, como vimos en capítulos anteriores, la velocidad al caminar es un buen predictor de longevidad. Al explorar los posibles factores que podrían explicar esta relación se observó que las personas con creencias negativas sobre el envejecimiento tenían mayores niveles de inflamación y hormonas del estrés, ambos factores que contribuyen directamente al declive físico. Es decir, el pensamiento regula algunos de los mecanismos moleculares del envejecimiento.

Otro estudio, que tuvo en cuenta las variantes APOE de los participantes, concluyó que tener creencias positivas sobre el envejecimiento se asocia con una reducción del riesgo de demencia de casi el 50 %, incluso en personas con alguna copia de la variante *e4*.

Si nuestras creencias sobre el envejecimiento condicionan cómo envejecemos, ¿cambiar nuestras creencias podría ayudarnos a envejecer mejor? Todo parece indicar que sí. Varios ensayos clínicos demuestran que someter a personas mayores a sesiones donde se asocia el envejecimiento con palabras como «decrepitud», «dependencia», «confusión», «incompetencia», «enfermedad», «olvidos» o «senil», produce en ellas una respuesta fisiológica negativa. Por ejemplo, se eleva la presión arterial y se reduce la circulación de sangre en la piel. Sin embargo, al hablar del envejecimiento en términos de «sabiduría», «experiencia», «logro» o «creatividad» se produce el efecto opuesto.

Un estudio de la Universidad de Yale demostró que el simple hecho de cambiar cómo las personas mayores perciben el envejecimiento generó una mejora funcional equivalente a un programa de entrenamiento de seis meses de duración. Y no solo mejoró su estado físico, sino también el cognitivo. Otro estudio similar, pero a más largo plazo, preguntó a dos mil cuatrocientas personas de mediana edad si se veían capaces de seguir mejorando o creciendo en algún aspecto de su vida. Las que pensaban que sí vivieron un 12 % más que las que pensaban que no, con independencia de si consideraban el envejecimiento como algo positivo o negativo.

EL PODER DE LAS ETIQUETAS

Con frecuencia se menosprecia el efecto placebo como un simple truco psicológico, pero tiene un profundo impacto biológico. El cerebro es la farmacia más sofisticada, y podemos regular los químicos que genera con el pensamiento.

En un estudio, por ejemplo, se ofrecía el mismo batido (de 380 calorías) a dos grupos, con **una sola diferencia: la etiqueta**. En un caso la etiqueta marcaba 620 calorías, en el otro solo 140. El grupo del superbatido se sentía más saciado, y su grelina (una de las hormonas que controlan el apetito) se redujo tres veces más que en el grupo del supuesto batido ligero, a pesar de haber bebido exactamente lo mismo.

Los estudios posteriores confirman que las etiquetas de lo que comemos cambian la manera en que nos afecta esa comida. Por ejemplo, si crees que estás tomando una bebida con más azúcar, sufrirás una mayor elevación de la glucosa en sangre que si piensas que no lleva azúcar.

Es decir, las etiquetas cambian nuestras creencias, que a su vez modifican nuestras respuestas. Y no solo importan las etiquetas que vemos en la comida, sino también las etiquetas que nos asignamos a nosotros mismos, o que nos asigna la sociedad.

En los años sesenta, el gerontólogo y psiquiatra Robert Butler acuñó el término edadismo (*ageism*, en inglés) para referirse a los prejuicios sobre las personas mayores y a la discriminación asociada. A partir de cierta edad es difícil acceder al mercado laboral. Es más probable que los demás te traten con condescendencia y paternalismo. Esto ocurre incluso en entornos médicos, donde no siempre se ofrece el mismo trato a las personas de edad avanzada que a las más jóvenes.

En resumen, las etiquetas importan, y al cambiar las etiquetas que nosotros mismos nos asignamos mejoraremos la forma en la que envejecemos.

Otra idea relevante en este ámbito es la voluntad de vivir. Para vivir más, debes querer vivir más, y esto requiere un motivo. Curiosamente, las muertes se elevan justo después de eventos señalados, porque la gente no quiere morir sin disfrutarlos. Los estudios sobre el momento de la muerte en los seguidores de distintas religiones encuentran más mortalidad tras las grandes celebraciones. En los países que celebran la Navidad, muere más gente en enero que en diciembre. En enero del año 2000 se produjo también un aumento considerable de la mortalidad, y muchos expertos opinan que detrás de ese aumento repentino estaba la voluntad de muchas personas de alcanzar el nuevo milenio.

Y, una vez más, las percepciones negativas sobre el envejecimiento reducen la voluntad de vivir. Si piensas que todo irá a peor o que serás una carga para los demás, cuidarás menos tu salud. O si estás convencido de que al envejecer perderás la memoria, usarás cualquier olvido momentáneo como confirmación de tu creencia. Esto, a su vez, elevará tu estrés, lo que te hará envejecer más rápido. Es la vieja profecía autocumplida. Por el contrario, si crees que puedes mantener una buena función cognitiva hasta el final, no prestarás especial atención a esos pequeños lapsus mentales, porque les ocurren a personas de todas las edades.

El concepto «voluntad de vivir» está muy relacionado con el propósito de vida, otro gran predictor de longevidad.

Propósito y envejecimiento

Un propósito de vida es un marco general que encuadra nuestros objetivos y dirige nuestras acciones. Es una percepción de que nuestra vida tiene sentido y dirección. Este propósito es un aspecto central de nuestra vida, con profundas ramificaciones en la salud física y mental. Las personas con un propósito claro lidian mejor con el estrés, tienen mejor salud, sufren menos declive cognitivo y viven más.

Por ejemplo, un estudio llevado a cabo en Estados Unidos evaluó la fortaleza del propósito de vida en siete mil personas de más de 50 años, y concluyó que había una gran correlación entre la intensidad del propósito y su supervivencia durante las siguientes décadas.

Aunque el interés científico por estudiar el propósito es reciente, es un concepto central en muchas culturas. En Japón denominan a esta idea *ikigai*, y en Costa Rica lo llaman «plan de vida». El propósito no tiene que ser algo grandioso, se refiere simplemente a tener una motivación para levantarte por la mañana, a tener algo en la vida que te produzca alegría. Según una encuesta a personas ancianas de Japón, muchas afirman encontrar el *ikigai* en su huerto, sus amigos o sus nietos. En muchos casos, el propósito viene de la religión o de la espiritualidad. En general, las personas creyentes viven más. Parte del aumento de la esperanza de vida en estas personas viene del sentimiento de comunidad, de participar en rituales que las ayudan a socializar. Pero la creencia en algún tipo de dios o algo más grande que nosotros ayuda también a lidiar con el estrés y las adversidades de la vida.

No caigas en la trampa de pensar que existe un propósito de vida único para ti y que tu misión cósmica es encontrarlo. No funciona así. Más que pensar en descubrir un propósito, piensa en crearlo a tu medida. Reflexiona sobre las cosas que te interesan y te motivan. Empieza ahí. E, idealmente, busca algo que ayude a los demás. Los mejores propósitos son los compartidos.

Varios estudios muestran que las personas mayores que no se sienten útiles para los demás tienen más del doble de riesgo de mortalidad. El simple hecho de cuidar mascotas, sobre todo perros, se asocia con más longevidad. Hacer trabajo voluntario, incluso menos de dos horas semanales, es suficiente para elevar el bienestar emocional. Ayudar a los demás no solo aporta propósito, sino también interacción social, que es un potente escudo contra la enfermedad. Como dicen, cuando uno ayuda, dos se benefician.

Los Jóvenes contagian la juventud

Nuestro entorno condiciona lo que hacemos y, si solo interactuamos con gente mayor, actuaremos como gente mayor. Un estudio al que se sometió a ratones de edad avanzada probó a pasar algunos de ellos a una jaula donde vivían ratones jóvenes. Los dejaban interactuar libremente durante quince minutos cada día, y después los devolvían a su jaula. Esta pequeña interacción diaria con ratones jóvenes fue suficiente para alargar la vida de los mayores. Se observaron mejoras en el nivel de estrés oxidativo y en el funcionamiento del sistema inmunitario.

Existen programas similares en humanos, donde se fomenta que personas mayores pasen tiempo cada semana con personas varias décadas más jóvenes. Y aunque es difícil evaluar el impacto en la longevidad, parece que tanto los mayores como los jóvenes se benefician de este tiempo compartido. Al interactuar con gente más joven adoptamos, de manera inconsciente, algunos de sus comportamientos. Nos hacen caminar más rápido y pensar desde otros ángulos. Nos animan a dominar las nuevas tecnologías para entender mejor su día a día.

Una de las investigaciones más longevas es el estudio del desarrollo adulto de Harvard (*Harvard Study of Adult Development*), que arrancó en 1938. A pesar de guerras, crisis económicas y varios cambios de director, el estudio continúa. Empezó con doscientos ochenta y ocho participantes, todos alumnos de Harvard, pero fue añadiendo a nuevas generaciones de distintos sustratos socioeconómicos hasta sumar casi ochocientos participantes en la actualidad. La conclusión principal del estudio es que la calidad de nuestras relaciones sociales es el mejor predictor de nuestra satisfacción vital, mientras que el sentimiento de soledad es una de las principales causas de infelicidad. Otra conclusión de esta gran investigación es que las personas que mantenían lazos sociales con distintas generaciones mostraban mejor salud.

Además, el beneficio es mutuo. Las personas mayores se alimentan de la vitalidad de las personas jóvenes, pero estas se benefician a su vez de la experiencia y la perspectiva que solo se logra con una larga vida. De hecho, así ha sido siempre. Casi todas las casas albergaban distintas generaciones, y los niños trabajaban con los abuelos desde que eran pequeños. En el mundo moderno, sin embargo, vivimos segregados por edades: los niños están en el colegio, los padres en el trabajo y muchos abuelos en la residencia de ancianos. Tengas la edad que tengas, te beneficiarás de pasar más tiempo con personas de distintas generaciones.

Crisis de los 40, ¿mito o realidad?

Hagamos lo que hagamos, los efectos del envejecimiento se irán notando. Al pasar los 40 años nuestro cuerpo ha visto mejores tiempos. Hemos acumulado arrepentimientos y los recuerdos van desplazando a los sueños. Somos conscientes de que estamos en el ecuador de nuestra vida y de que la muerte se aproxima.

El término «crisis de la mediana edad», o *mid-life crisis*, en inglés, lo acuñó Elliot Jaques en 1965. Tras estudiar la vida de más de trescientos artistas llegó a la conclusión de que a esta edad eran frecuentes las depresiones e incluso los suicidios. Asumió que esto mismo ocurriría en el resto de la población, pero no contaba con suficiente información.

Décadas más tarde, los economistas David Blanchflower y Andrew Oswald analizaron los resultados de múltiples encuestas sobre bienestar realizadas a más de un millón de personas de setenta países distintos. Esperaban ver una línea descendiente, con menos felicidad asociada a mayor edad, pero no fue así. La gráfica tenía forma de U, y el punto más bajo de satisfacción vital se encontraba entre los 45 y los 50 años.

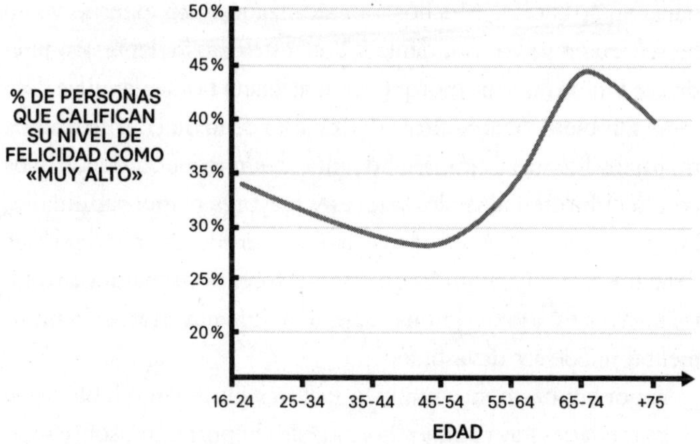

lustración 42: Entre los 40 y los 50 años tendemos a sentirnos menos satisfechos con nuestra vida. Fuente: UK Government Web Archive.

Había ligeras diferencias entre los países, pero en casi todos los casos se veía algo similar: un descenso gradual de la felicidad hasta tocar fondo alrededor de los 45 años, y un aumento posterior hasta edades avanzadas. Se observaba también un descenso claro al final, probablemente asociado a la pérdida de capacidad funcional.

Por su parte, la curva de tasas de depresión según la edad es casi la opuesta: tiene un claro pico alrededor de los 45 años y un descenso gradual a partir de la mediana edad. Parece que Elliot Jaques tenía razón, la crisis de los 40 es real.

Es muy probable que esta crisis tenga también un componente cultural. Al llegar a esa edad la sociedad espera que hayas consolidado tu carrera profesional, que hayas formado una familia y que hayas logrado una posición económica holgada. Si cualquiera de estas expectativas falla, el riesgo de crisis aumenta. Pero incluso si has conseguido todo lo anterior, la crisis puede hacer su aparición. Muchos han alcanzado éxito externo y aun así se sienten vacíos por dentro. Y en este caso la depresión puede ser incluso mayor, porque en apariencia no hay explicación.

Es también común, alrededor de esta edad, la confluencia de múltiples fuentes de estrés. Se junta la adolescencia de los hijos con la enfermedad de los padres y mayores responsabilidades laborales. Es también la edad a la que se producen más divorcios y separaciones. Cualquiera de estos factores por separado afectaría nuestro estado de ánimo. Cuando se juntan varios, el impacto mental puede ser devastador.

Y, por supuesto, hay también factores puramente biológicos. A estas edades hay cambios hormonales importantes, sobre todo en las mujeres, que afectan a cómo se sienten. Los efectos del envejecimiento se hacen más visibles, las arrugas se acentúan y el pelo blanquea. Aparecen dolores y molestias que empiezan a limitar actividades que antes disfrutábamos sin problemas. Todo esto puede contribuir a una menor satisfacción con la vida, al menos mientras nos ajustamos a nuestra nueva realidad.

La explicación biológica estaría también respaldada por estudios en otros primates. Por ejemplo, un estudio con más de quinientos orangutanes observó que los orangutanes más felices eran los jóvenes y los más mayores, mientras que los gorilas de entre 25 y 30 años, equivalente a la edad mediana en humanos, eran los que menos ilusión mostraban. No dejaban sus trabajos ni compraban deportivos, pero se les notaba más alicaídos. Parece que la curva de la felicidad es universal.

Por suerte, los años avanzan a favor del bienestar. A medida que dejamos atrás la mediana edad se observan cambios generalizados en la personalidad que podrían explicar el aumento del bienestar. El paso del tiempo nos da perspectiva y confianza, reduce la ansiedad y aumenta la seguridad. Tenemos más claro lo que queremos y más recursos para perseguirlo. Entendemos mejor el mundo y a nosotros mismos. Nos damos cuenta de que muchas de las cosas que ansiábamos de jóvenes no son tan relevantes, y dedicamos más tiempo a las relaciones personales.

Curiosamente, muchos problemas mentales son también menos frecuentes a partir de la mediana edad. Nuestra mente parece estabilizarse y se reduce el riesgo de trastorno bipolar, de esquizofrenia, de ataques de pánico y de trastornos obsesivos compulsivos. Y, en general, las mentes más calmadas son mentes más felices.

Es evidente que no hay dos vidas iguales, y hablamos simplemente de patrones generales. Algunas personas nunca experimentarán la crisis de los 40 y a otras les llegará a los 60. Con crisis o sin ella, lo importante es entender que la edad no es una excusa. Elliot Jaques acuñó el término de crisis de la mediana edad a los 48 años, y en las siguientes cuatro décadas, hasta su muerte a los 86 años, escribió doce libros, se casó y fundó una compañía de consultoría para ayudar a distintas organizaciones a aplicar sus ideas. De hecho, concibió sus ideas más influyentes bien superados los 70 años. Y, quizá por todo esto, fue más feliz al final de su vida que durante su mediana edad.

Inteligencia fluida e inteligencia cristalizada

En mi libro, *Saludable Mente*, introduzco los conceptos de inteligencia fluida e inteligencia cristalizada. La inteligencia fluida está relacionada con aspectos como el razonamiento lógico, la habilidad matemática, la percepción espacial y la fluidez verbal. Tiene un importante componente genético, pero puede optimizarse con aprendizaje constante. La inteligencia cristalizada, por su parte, se refiere a la capacidad de conectar nueva información con el conocimiento previamente adquirido, reconociendo patrones y encontrando analogías. Este tipo de inteligencia es como una especie de cimiento mental que vamos desarrollando con la edad y que aporta solidez a todo lo que construyamos sobre él. Aquí reside la neurobiología de la sabiduría.

Mientras que la inteligencia fluida disminuye con la edad, la cristalizada puede seguir aumentando hasta el final, pero solo mientras sigamos experimentando y aprendiendo. Las personas mayores son más lentas recordando datos o realizando cálculos matemáticos, pero pueden identificar patrones y realizar conexiones invisibles todavía para alguien joven. Nos volvemos más lentos pero más sabios.

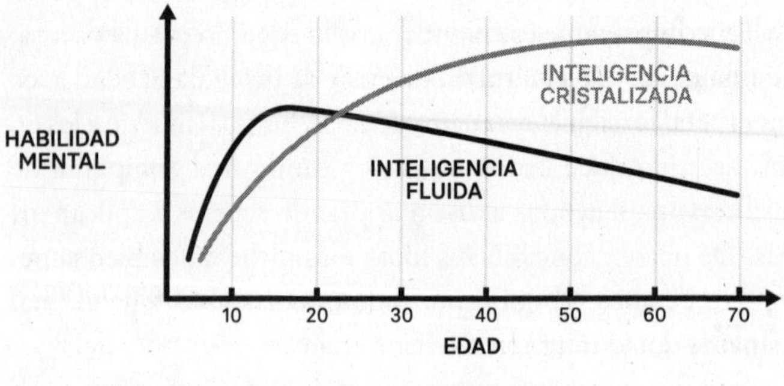

Ilustración 43: La inteligencia fluida empeora con la edad, pero la cristalizada puede seguir mejorando.

La sociedad glorifica a los jóvenes emprendedores, que con sus ideas disruptivas se hacen millonarios antes de los 30. Sin embargo, los emprendedores veteranos son mucho más exitosos. Si analizamos las edades de los fundadores de las empresas tecnológicas con crecimiento más rápido, vemos que la edad media de sus fundadores es de 45 años. Los emprendedores de 50 años tienen el doble de probabilidad de éxito que los de 30. Hacer crecer una compañía requiere conocimiento, conexiones y experiencia. Y estos factores dependen más de la inteligencia cristalizada que de la fluida.

La inteligencia fluida tiene sus ventajas, desde luego. Las personas jóvenes aprenden más rápido y tienen ideas más innovadoras, pero la inteligencia cristalizada de las personas mayores ayuda a conectar esas ideas con otras anteriores, potenciando su efecto. Los equipos corporativos que integran a personas de distintas generaciones son más exitosos.

La inteligencia cristalizada nos ayuda también a sintetizar ideas y a transmitirlas de manera clara a los demás. Un estudio entre profesores universitarios comprobó que los más veteranos eran los mejor valorados, y que las notas de los alumnos mejoraban a medida que sus profesores maduraban. No es casualidad que una de las misiones principales de los jefes de tribus ancestrales fuera enseñar y guiar.

Optimismo para vivir más

Nuestro cerebro es una máquina especializada en identificar amenazas. La selección natural favorece la supervivencia, no la felicidad. En un mundo salvaje, los individuos con mejor capacidad de identificar lo que estaba mal vivían más, y la insatisfacción motivaba la acción. Aunque ahora vivimos en un mundo mucho más seguro, nuestro cerebro sigue centrando la atención en todos los problemas a su alrededor. Y dado que la atención define la realidad, vivimos abrumados por nuestros problemas, en numerosas ocasiones imaginarios.

Por desgracia, todas estas preocupaciones constantes tienen consecuencias. Un estudio de la Universidad de Pittsburgh evaluó el impacto sobre el cerebro de la forma en la que gestionamos las preocupaciones. Las personas que daban más vueltas a los pensamientos negativos (la rumiación), mostraban un cerebro más envejecido que las que podían salir con más facilidad de esos bucles mentales. Y una de las variables que mejor predice nuestra capacidad de gestionar estos estados mentales es el optimismo.

Las personas optimistas no solo tienen una experiencia mejor de la vida, sino que viven más. La primera gran investigación que evaluó el efecto del optimismo en el envejecimiento y la longevidad fue el estudio de las monjas que arrancó en los años ochenta. Estudiar a monjas de la misma orden religiosa reduce los factores de confusión tradicionales de los grandes estudios poblacionales, como diferencias socioeconómicas o de estilo de vida. Las monjas llevan vidas similares, tanto en términos de alimentación como de actividad física. No es casualidad que su propia vestimenta se denomine hábito. Esta similitud facilita la identificación posterior de los factores que explican la aparición o progresión de cualquier enfermedad.

En este caso, los investigadores contaban además con las cartas que las monjas habían escrito para solicitar su entrada al convento, cuando contaban con poco más de 20 años. Al analizar, décadas más tarde, las casi setecientas cartas escritas por aquellas jóvenes monjas, se encontró una conexión interesante. Las monjas que habían mostrado emociones más positivas vivieron, de media, casi diez años más. Un estudio más reciente, en más de ciento cincuenta mil mujeres, concluyó que las mujeres más optimistas tenían una vida un 5,4 % más larga que las mujeres más pesimistas, y una probabilidad un 10 % mayor de superar los 90 años.

La relación entre la actitud y la longevidad es compleja. Por un lado, las personas optimistas tienden a cuidarse más, lo que explicaría parte de la relación. Pero incluso con los mismos hábitos, la gente optimista vive más. Por tanto, no es solo lo que hacemos, sino también lo que pensamos. Los pensamientos negativos elevan el estrés y la inflamación, y ambos factores, perpetuados en el tiempo, aceleran el envejecimiento.

La forma en la que vemos el mundo, y el futuro, está condicionada por los genes y por las experiencias pasadas, pero no es algo estático. Podemos cambiar de mentalidad a cualquier edad. En mi libro *Invicto* explico cómo la combinación de estoicismo clásico y psicología moderna puede mejorar esta mentalidad, pero hay dos herramientas especialmente poderosas: la gratitud y la autocompasión.

Los pensamientos de gratitud generan cambios observables en distintas zonas cerebrales, que generan efectos fisiológicos medibles. Un estudio entre pacientes con riesgo coronario demostró que el hecho de escribir cosas de las que se sentían agradecidos cada día reducía los marcadores de inflamación, como proteína C-reactiva, TNF-α o IL-6. Otras investigaciones detallan cómo distintas prácticas de agradecimiento mitigan los síntomas de depresión y nos ayudan a dormir mejor.

Por su parte, la autocompasión es el antídoto contra la autoexigencia desmedida. Con frecuencia nos castigamos mentalmente por errores del pasado o por sentir que no somos lo bastante buenos en algún aspecto. Interpretar las equivocaciones como parte del proceso de aprendizaje nos permite poner estos pensamientos en perspectiva y evita que nos fustiguemos por cosas que no podemos cambiar. Perdonarse no implica evadir nuestra responsabilidad ni ignorar nuestros errores. Solo se trata de aprender de ellos para mejorar.

Estatus y longevidad

Podríamos definir el estatus como el lugar que ocupa un individuo en la jerarquía social. En las sociedades animales, este lugar determina su prioridad a la hora de acceder a los recursos. Y lo mismo ocurre en las sociedades humanas estudiadas. Las personas de mayor estatus tienen acceso a más recursos, a más oportunidades de procreación y a mejores cuidados para ellas y para su descendencia. Por este motivo estamos programados para ganar estatus. Lo percibimos en realidad como una necesidad, casi tan importante como comer o respirar. Sin estatus, enfermamos.

En algunos animales como las hormigas o las abejas este estatus viene marcado por la genética. Una abeja obrera nunca intentará convertirse en reina. En los humanos, sin embargo, esta jerarquía es flexible y cambiante. Nadie quiere vivir en los escalafones inferiores de la sociedad, de ahí nuestra obsesión por escalar. No solo queremos ser aceptados, queremos ser reconocidos.

Las personas de alto estatus socioeconómico tienen mejor salud y viven más. Una parte importante de la diferencia se debe, sin duda, a que las personas con más recursos pueden permitirse alimentos mejores y tratamientos médicos, además de tener mejor educación y más tiempo para practicar actividad física. Pero no es lo único que importa. Hay también un impacto negativo en la salud fruto del estrés causado por percibir un bajo estatus. De hecho, una vez que nuestras necesidades básicas están cubiertas, valoramos más el estatus que el dinero.

El investigador Michael Marmot estudió durante décadas la salud de los funcionarios públicos del Gobierno del Reino Unido, un sistema muy estratificado donde todos tienen claro su lugar en la jerarquía estatal. Observó una relación lineal entre mayor estatus y mejor salud. Incluso algunos productos cancerígenos como el tabaco parecían causar menos daño a las personas de los escalafones altos. Para aislar mejor el efecto del estatus se han estudiado monos en cautiverio, todos sometidos a la misma dieta y el mismo cuidado médico. Y también vemos que los monos con menor estatus enferman más y mueren antes.

La percepción de bajo estatus eleva el estrés y sobreactiva el sistema inmunitario, lo que contribuye a la inflamación crónica de bajo grado y a una protección menor ante las enfermedades.

Las variaciones repentinas del estatus de estos monos producen cambios claros en la expresión de sus genes, muchos de ellos ligados al sistema inmunitario. De hecho, se puede predecir con bastante precisión el lugar de un individuo en la jerarquía social evaluando su expresión genética.

En humanos, la percepción de estatus bajo se asocia con más riesgo de depresión y suicidio. Por el contrario, recibir premios prestigiosos eleva la esperanza de vida, incluso en personas de nivel socioeconómico alto. Por ejemplo, los ganadores de los premios Nobel viven más que los que simplemente son nominados. Y lo mismo ocurre en el caso de los premios Oscar. Ganar la prestigiosa estatuilla aumenta la esperanza de vida, un efecto mediado sobre todo por la mejora del estatus.

A pesar de su gran importancia, el estatus no deja de ser una creencia, una historia creada por el cerebro. En el fondo, nuestro estatus es una representación simbólica de nosotros en la mente de otros, y nosotros mismos mantenemos una representación mental del estatus que asignamos a los demás. Al entender esto podemos tomar medidas para evitar que esta búsqueda de estatus perjudique nuestra salud.

Por ejemplo, se ha visto que las personas que tienen un propósito claro están menos influenciadas negativamente por la búsqueda de estatus. Tener una filosofía de vida nos hace prestar menos atención a las peleas por estatus y valorar más nuestro propio aplauso.

Por otra parte, el estatus que nos otorga la sociedad depende de dos factores principales: nuestro éxito y nuestra virtuosidad. Por éxito me refiero a demostrar capacidades o conocimiento especial en ámbitos que otros quieran imitar. Por virtuosidad entendemos los comportamientos que ayuden a otros. Por suerte, ayudar a otros es más fácil que ser exitoso. En vez de intentar ser el más exitoso, intenta ser el más útil. Además, ambos objetivos se complementan, la virtud facilita el éxito. Si ayudas a los demás, es muy probable que te ayuden a ti cuando lo necesites. O, si tienes capacidades excepcionales y las usas para beneficiar a los demás, estos te pagarán otorgándote estatus.

En resumen, ayudar a los demás hará que te sientas mejor y elevará tu prestigio social. Como siempre, hay un grado óptimo de bondad. El altruismo patológico es igual de malo que el egoísmo. Ayudar a los demás no puede implicar descuidar tus necesidades básicas.

Mentalidad de crecimiento y envejecimiento

Hace más de treinta años, la psicóloga Carol Dweck y su equipo estudiaron el impacto de la mentalidad en el éxito académico de los estudiantes. Mientras que algunos se sobreponían rápido a los fracasos, otros se venían abajo. A partir de sus investigaciones, la doctora Dweck identificó dos tipos de mentalidades, a una la llamó fija y a la otra de crecimiento. Los estudiantes con mentalidad fija asumían que sus capacidades eran poco moldeables y preferían no enfrentarse a desafíos para los que no se sentían preparados. Por el contrario, los estudiantes con mentalidad de crecimiento asumían que podían mejorar con la dedicación suficiente. Ante un mal resultado en un examen, los primeros concluían que eran poco inteligentes; los segundos, que no se habían esforzado lo bastante.

Y, como hemos visto antes, las creencias tienen consecuencias. Si piensas que tus resultados dependen de características sobre las que tienes poco control, como tu inteligencia, te frustrarás ante la adversidad. Pero si ves el fracaso como el simple resultado de tu falta de preparación, decidirás esforzarte más para la siguiente ocasión.

Otra de las preguntas que se hizo Dweck fue si podría fomentarse la mentalidad de crecimiento entre los estudiantes, y, por suerte, la respuesta fue positiva. Por ejemplo, al explicar a un grupo de estudiantes de 12 años, con mentalidad fija, cómo el cerebro podía cambiar a través del esfuerzo y el aprendizaje, mejoraron más sus notas en matemáticas que las de los estudiantes que no recibieron estas explicaciones.

Descubrieron también que la forma en la que se alaban los buenos resultados de los alumnos influye en la mentalidad que desarrollan. Si tras una buena calificación en una prueba se le dice a un alumno algo como «¡Felicidades! Debes de ser muy inteligente», se fomentará una mentalidad fija. Si obtuvo buena nota porque es muy inteligente, ¿qué concluirá ese alumno si más adelante tiene un mal resultado? Probablemente que es poco inteligente. Es decir, asumirá que los resultados dependen sobre todo de algo poco modificable.

Sin embargo, si ese mismo alumno recibe un comentario como «¡Felicidades! Debes de haberte esforzado mucho», no se frustrará tanto si en el futuro suspende un examen, porque tenderá a achacarlo a su falta de preparación en vez de a su falta de inteligencia. Y lo primero es mucho más fácil de cambiar que lo segundo. Este tipo de valoraciones fomentan por tanto una mentalidad de crecimiento.

Es evidente que la mentalidad no es algo binario, en realidad se trata de un espectro y cada persona está en algún punto entre los extremos. Además, podemos tener una mentalidad más cercana a la fija en algunas de nuestras capacidades, pero mantener una mentalidad de crecimiento en otras. Lo importante, en cualquier caso, es que esta mentalidad se puede moldear y se puede aplicar a la longevidad.

En los últimos años distintos investigadores han estudiado el efecto del tipo de mentalidad, fija o de crecimiento, sobre cómo envejecemos. Y se ha visto que las personas que se enfrentan al envejecimiento con una mentalidad de crecimiento tienen un declive más lento.

Una mentalidad de crecimiento nos ayuda a ver el paso de los años como un regalo. Cada año adicional es una nueva oportunidad de crecer y mejorar, de aprender y explorar. Incluso si al final llegan las limitaciones físicas, buscaremos soluciones creativas para minimizar su impacto y adaptarnos al cambio. Si unas puertas se cierran, abriremos otras nuevas.

Al adoptar esta mentalidad también nos cuidaremos más. En vez de ver el envejecimiento como algo predeterminado, sobre lo que no podemos influir, lo veremos como un proceso moldeable, cuya velocidad depende de lo que hacemos a diario. Lo primero genera apatía y resignación; lo segundo, confianza y motivación.

La propia Carol Dweck da algunos consejos para fomentar una mentalidad de crecimiento. Lo primero que propone es entender que el cerebro es mucho más plástico de lo que pensamos, algo que detallo en mi libro *Saludable Mente.* Podemos crear nuevas conexiones sinápticas a cualquier edad, y el cerebro no es muy distinto al músculo. Lo que usamos lo mantenemos. Lo que no, lo perdemos.

El siguiente consejo sería buscar nuevos desafíos. Como hemos visto en el capítulo 5, los pequeños desafíos físicos nos ayudan a vivir más al obligar a nuestro cuerpo a fortalecerse. Y lo mismo ocurre con nuestra mente. Nunca es tarde para aprender un nuevo idioma o una nueva profesión. Debemos aprender a disfrutar el proceso más que el resultado, y mantener la curiosidad intelectual hasta el final.

Carol también recomienda evitar la complacencia y el derrotismo. Cuando te venga un pensamiento limitante, como «No puedo subir esa montaña» o «No puedo tocar la guitarra», acostúmbrate a añadir al final una poderosa palabra: todavía. No puedo subir esa montaña… todavía. No puedo tocar la guitarra… todavía. De hecho, la mejor manera de desarrollar una mentalidad de crecimiento es lograr cosas que antes nos resultaban imposibles.

Por último, exponte con frecuencia a nuevas experiencias. Observa el mundo como los niños, con asombro y expectación. A medida que cumplimos años nuestras rutinas se fosilizan y nuestra zona de comodidad se estrecha. Recuerda hacerte la siguiente pregunta con frecuencia: ¿Cuándo fue la última vez que hice algo por primera vez?

12

Vivir para siempre: el final del final

«No quiero alcanzar
la inmortalidad
por mi obra.
Quiero conseguirla
por no morirme.
No quiero vivir en
la memoria de mis
compatriotas.
Preferiría vivir en
mi apartamento».

Woody Allen

La inmortalidad siempre ha sido el gran sueño de la humanidad. Desde que nos hicimos conscientes de la muerte hemos intentado evitarla. La primera obra épica conocida se encontró en la antigua Mesopotamia y fue escrita hace más de cuatro mil años en tablillas de arcilla. No trata sobre amor ni sobre riqueza, sino que narra las peripecias del rey Gilgamesh en busca de la inmortalidad. Al final no tuvo éxito en su empeño, pero eso no impidió que todas las culturas siguieran persiguiendo el mismo sueño.

Y, por primera vez en la historia de la humanidad, tenemos un buen plan para convertir ese sueño en realidad. Ya no hablamos de leyendas ni de mitos, sino de avances científicos. Mientras que las personas más poderosas del pasado buscaban la inmortalidad a través de grandes obras, como mausoleos o pirámides, las élites actuales la buscan como proponía Woody Allen: siguiendo vivas. En 2013, la todopoderosa Google creó Calico (California Life Company), cuya misión principal es extender la vida humana. Poco después surgió Altos Labs, con un propósito similar y financiada por grandes inversores como el propio Jeff Bezos, fundador de Amazon. Google y Amazon han transformado la forma en la que vivimos y su siguiente objetivo es postergar el momento en el que morimos. Para ello cuentan con algunos de los investigadores más reconocidos en el campo del envejecimiento, incluyendo varios premios nobel, como Shinya Yamanaka o Jennifer Doudna.

Muchos de estos expertos no ven la muerte como un destino ineludible, sino como un problema técnico por resolver. Es, literalmente, una cuestión de vida o muerte. O acabamos con la muerte o la muerte acabará con nosotros. Todavía estamos lejos de resolver este problema, pero la ciencia avanza más rápido de lo que pensamos.

La singularidad de la longevidad

Jean Calment, la persona más longeva conocida, nació en 1875. En aquel momento no existían los coches ni los teléfonos. La gente viajaba a caballo y se comunicaba a distancia gracias al telégrafo. Volar no era más que un sueño, y las enfermedades infecciosas como la viruela mataban a una parte importante de la población. La esperanza de vida apenas llegaba a los 40 años. Cuando Jean falleció, en 1997, tener coche era lo habitual y podíamos hablar con cualquier parte del mundo a través de un dispositivo que llevábamos en el bolsillo. Y no solo podíamos volar largas distancias, sino que habíamos conquistado el espacio y habíamos llegado a aterrizar en la Luna. La viruela ya no existía y teníamos vacunas para la mayoría de las enfermedades infecciosas. Gracias a esto, y a otros avances médicos, la esperanza de vida mundial se aproximaba a los 70 años. Todo esto, y mucho más, en el espacio de una sola vida humana.

Si aplicamos esa misma progresión lineal a los próximos cien años, es lógico pensar que viviremos mucho más. Sin embargo, el desarrollo tecnológico no es lineal, es exponencial. Cuanto mayor es la base de conocimiento que poseemos, más rápido se desarrolla nuevo conocimiento. Contamos además con el apoyo de la nueva inteligencia artificial, que aprenderá de grandes cantidades de datos para inventar nuevos fármacos.

En las últimas décadas, la esperanza de vida ha aumentado unos tres meses por año. Si a los 40 años tu esperanza de vida es de 80, al cumplir 44 será de 81, y al cumplir 48 será de 82. Cuando llegues a los 80 años, tu esperanza de vida será de 92 años. Pero, de nuevo, esto asume un progreso lineal. Si la ciencia logra progresar todavía más rápido, quizá en diez años aumente la esperanza de vida cuatro meses por año y en veinte sea de siete meses por año. Y quizá, en treinta o cuarenta, cada año adicional que vivas ganarás uno. Este momento será crucial. Es el punto en el que habremos logrado la velocidad de escape de la longevidad. El tiempo seguirá pasando, pero salvo que sufras un accidente, la muerte se mantendrá siempre a la misma distancia por delante de ti, o incluso se alejará poco a poco.

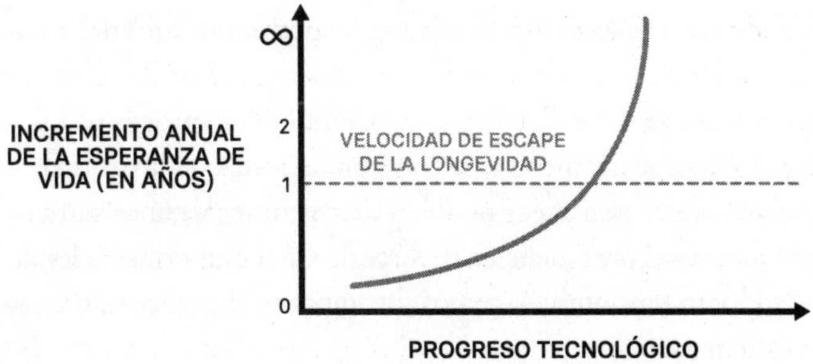

Ilustración 44: Si el progreso tecnológico es exponencial, cada año se elevará más rápido la esperanza de vida. Al ganar un año de esperanza de vida por cada año que transcurra habremos alcanzado la velocidad de escape de la longevidad.

Como en cualquier predicción futurista, no todos los expertos están de acuerdo. Algunos opinan que a medida que siga aumentando la esperanza de vida los progresos serán más lentos, no más rápidos. La vida humana parece chocar contra un límite biológico a los 120 años, que solo Jean Calment ha sido capaz de superar. Por este motivo, lograr que una sola persona supere los 150 años podría resultar más difícil que hacer que una parte importante de la humanidad se acerque a ese límite de los 120 años. Pero, como hemos visto antes, estos límites biológicos son flexibles. La muerte no está programada, y cualquier tecnología que no viole las leyes de la física es alcanzable con el conocimiento adecuado.

Algunos ven la persecución de la inmortalidad como una muestra más de la soberbia y la arrogancia humana, otros se ríen directamente de los que la investigan. Nada de esto es nuevo. Cuando Jean Calment era solo una niña, algunos científicos reconocidos se reían de Louis Pasteur cuando afirmaba que muchas enfermedades las causaban ciertos seres microscópicos. Poco después sus descubrimientos salvaron millones de vidas y terminaron las risas. Se mofaban también de los hermanos Wright cuando intentaban crear un objeto que pudiera volar. Tras inventar el avión, nadie más se burló.

Pero, como decía Carl Sagan, que algunos científicos serios se hayan reído de muchos genios no quiere decir que la gente de la que muchos se ríen ahora también sean genios. Algunos son simples payasos. Hay mucha charlatanería en el mundo de la longevidad, pero hay también genios incomprendidos haciendo grandes progresos.

Los tres puentes hacia la inmortalidad

Ray Kurzweil, inventor y director de Ingeniería en Google, propone tres puentes hacia la inmortalidad. Para ser preciso, los científicos hablan de envejecimiento insignificante más que de inmortalidad, ya que nunca estaremos exentos de accidentes que nos maten. Pero, por simplicidad, seguiré hablando de inmortalidad.

El primer puente hacia la inmortalidad es el que podemos cruzar ya, y es el que he intentado tender con este libro. Se trata básicamente de llevar buenos hábitos, de hacer todo lo posible por mantener una buena salud. Como hemos visto, los buenos hábitos pueden extender la vida más de diez años y darnos la vitalidad de alguien varias décadas más joven. Ninguna tecnología actual se acerca al poder de los hábitos. Además, alargar este primer puente es la mejor forma de llegar al siguiente.

El segundo puente es más incipiente, pero se está construyendo poco a poco gracias a la biotecnología. Exploraremos, por ejemplo, algunas terapias que se están probando en humanos, como el uso de células madre, terapias génicas y regeneración de órganos.

El tercer puente está todavía lejos, y según Ray Kurzweil se basará en la nanotecnología. Él imagina millones de nanorrobots circulando por nuestras venas y haciendo reparaciones constantes en todos nuestros tejidos. Aunque suena a ciencia ficción, hay ya prototipos que se están probando en animales. Pero, dado que este tercer puente es todavía muy difuso, profundizaremos un poco más en el segundo. Exploraremos a continuación algunas de las terapias experimentales que podrían ayudarnos en los próximos años a vivir más y mejor.

Células madre

Cuando repasamos las claves del envejecimiento vimos que las células madre tienen dos capacidades especiales: pueden dividirse para dar lugar a dos nuevas células madre (a través de la mitosis) y pueden especializarse en distintos tipos de células a través de la reprogramación epigenética.

Si una lagartija pierde la cola, puede desarrollar otra, y esto lo logra gracias a las células madre. Tras la pérdida llegan a la zona infinidad de estas células, que empiezan a dividirse y a convertirse al final en el tipo de tejido que requiere la nueva cola. Aunque la capacidad de regeneración humana es mucho más limitada, la estamos mejorando a marchas forzadas.

Hay varios tipos de células madre, pero por simplificar nos centraremos en dos: las células madre embrionarias (o totipoten-

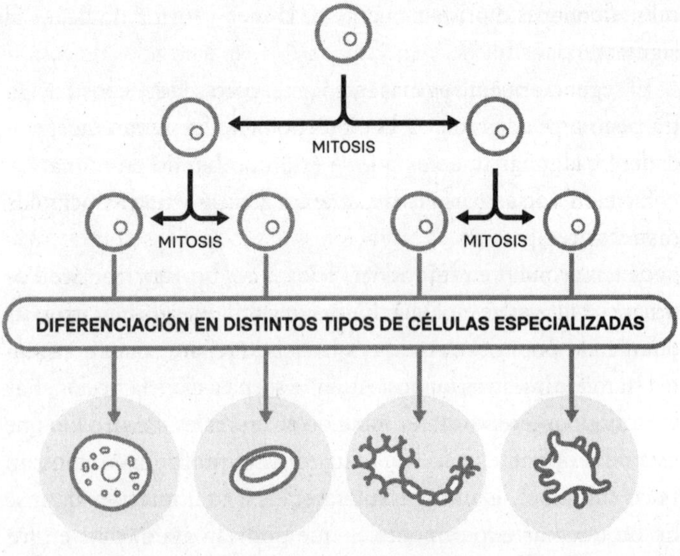

Ilustración 45: Las células madre pueden dividirse y especializarse.

tes) y las células madre adultas (o somáticas). Las embrionarias son las más poderosas, ya que pueden convertirse en cualquier tipo de célula. Al madurar, sin embargo, perdemos estas células y nos quedamos con las células madre adultas, que solo pueden convertirse en un tipo específico de célula. Las células madre de las fibras musculares solo pueden crear fibras musculares, y las células madre de la piel solo pueden crear nuevas células para la piel.

Cuando somos jóvenes disponemos de una gran cantidad de células madre, pero a medida que envejecemos se van perdiendo. El objetivo de las terapias con células madre es mantener indefinidamente la capacidad de regeneración de nuestro cuerpo. Además, estas terapias no solo servirían para ralentizar el envejecimiento, sino que podrían curar multitud de enfermedades causadas por células dañadas. Podríamos curar la diabetes tipo I al regenerar los tejidos dañados del páncreas o curar muchos tipos de parálisis al regenerar células nerviosas defectuosas. De hecho, hay ya terapias aprobadas con células madre, sobre todo para enfermedades de la sangre.

Existen varias formas de obtener células madre para las distintas terapias en exploración, y dado que las células más poderosas son las embrionarias, parecerían la mejor opción. Podríamos cultivarlas en el laboratorio y estimular más adelante su diferenciación en el tipo de célula que necesitase cada persona.

Usar células embrionarias, por desgracia, tiene tres problemas. El primero es ético. Como indica su nombre, son células extraídas de embriones que podrían haber dado lugar a nuevas vidas humanas. En la práctica proceden casi siempre de embriones descartados en clínicas de fertilidad, pero no deja de tener implicaciones morales. El origen de estas células explica también su segundo problema: la oferta es limitada, no podemos crearlas bajo demanda. Y el tercer gran problema es que existe riesgo de rechazo. El sistema inmunitario de la persona que recibe estas células podría considerarlas elementos externos y atacarlas.

Por suerte, todos estos problemas tienen ya solución. En 2006, el equipo del investigador japonés Shinya Yamanaka descubrió que podemos borrar las huellas epigenéticas de las células adultas. Lo logró activando cuatro factores de transcripción que hoy se conocen como los factores de Yamanaka. Borrar estas huellas epigenéticas equivale a retrasar el reloj biológico de la célula. Se convierte así en una célula joven que puede tomar nuevas decisiones, como convertirse en una célula distinta. De esta manera no dependeríamos de células de embriones ni existiría riesgo de rechazo, ya que las células adultas de partida podrían tomarse del propio paciente.

Esto no implica, sin embargo, que sea un enfoque exento de riesgos. Los primeros experimentos en animales fracasaron porque, si borramos demasiadas huellas epigenéticas, las células pierden su identidad y ya no saben cómo actuar. Esto suele derivar en tumores extraños, llamados teratomas, formados por combinaciones extrañas de tejidos, como pelo, músculo y hueso. La clave está en lograr la reprogramación parcial, en la que se rejuvenecen las células lo suficiente para alargar la vida (o mitigar una enfermedad), pero sin que lleguen a perder su identidad. Se ha conseguido ya rejuvenecer a ratones usando este enfoque y es probable que se logre aplicar en humanos dentro de unos años.

También podríamos usar células madre para producir nuevos órganos en el laboratorio, que reemplazarían a los que empiezan a fallar. Esto tiene dos ventajas importantes. La primera es que no dependemos de la mala suerte de otras personas. Cuando alguien necesita un corazón nuevo sabe que para seguir viviendo otra persona debe morir. Y la segunda gran ventaja es que no habría riesgo de rechazo tras el trasplante, ya que se usarían células madre del paciente para cultivar el órgano.

Terapias génicas / CRISPR

Desde el principio de los tiempos se ha librado una batalla encarnizada entre virus y bacterias. Los virus desarrollaron mecanismos cada vez más sofisticados de infección, que les permitían insertar su código genético en las bacterias para que estas lo replicaran. Pero las bacterias tampoco se quedaron quietas y respondieron con estrategias avanzadas de defensa. Una de ellas es la CRISPR.

A través de CRISPR, las bacterias pueden identificar y eliminar el código genético inyectado por los virus invasores evitando así su replicación. Esta capacidad se conoce desde hace décadas, pero en el año 2012 Jennifer Doudna y Emmanuel Charpentier demostraron que podemos usar esta tecnología bacteriana para modificar cualquier segmento de ADN. Es decir, disponemos ahora de tijeras moleculares de alta precisión que nos permiten modificar genes a nuestro antojo.

Las implicaciones éticas de esta herramienta son enormes, pero también lo son sus posibilidades. Muchas enfermedades raras las causan mutaciones de un solo par de bases y podrían curarse fácilmente con CRISPR. De hecho, se ha usado esta terapia con éxito para curar la anemia falciforme, una enfermedad grave causada por una variante específica del gen de la hemoglobina.

De la misma manera podríamos cambiar genes como el *BRCA1* y el *BRCA2*, que multiplican el riesgo de cáncer de pecho y ovario en mujeres. Se podría hacer lo mismo con el gen *APOE4*, asociado a mayor riesgo de enfermedad cardiovascular y neurodegenerativa. Cada vez tenemos más conocimiento sobre el impacto de distintos genes en la salud y la longevidad, y cada vez tenemos más capacidad de modificar estos genes. De hecho, se está avanzando ya en la aplicación de CRISPR a distintas enfermedades asociadas al envejecimiento, como alzhéimer, párkinson y distintos tipos de cáncer.

Renovación del timo

Todos los órganos del cuerpo se van degenerando con el tiempo, y esto incluye al sistema inmunitario. Un sistema inmunitario envejecido tendrá menos capacidad para defendernos de patógenos y células cancerígenas. Le será más difícil eliminar las células senescentes y tendrá más probabilidades de confundirse y terminar atacando a sus propios tejidos. Muchas de las variantes genéticas que distinguen a los centenarios tienen que ver con el sistema inmunitario.

Por estos motivos se están investigando varias estrategias para rejuvenecer nuestro sistema inmunitario, y muchas de ellas se centran en el timo. Se encuentra en el medio del pecho y ha sido un órgano ignorado durante siglos. Aunque ya lo documentó Galeno, famoso médico del Imperio romano, se desconocía su función y se asumía que era en realidad un órgano vestigial. Hasta la década de los sesenta no se descubrió su papel como campamento de entrenamiento de los linfocitos T, adonde acuden después de generarse en la médula ósea. Aquí terminan de madurar y aprenden a identificar a nuestros enemigos.

Cuando nacemos, el timo es grande, pero va involucionando con los años. Se reduce su tamaño y se llena de grasa. Esta es una de las causas principales de la disfunción del sistema inmunitario, y si pudiéramos regenerar este órgano ralentizaríamos muchos aspectos del envejecimiento. Un sistema inmunitario rejuvenecido eliminaría con más facilidad las células senescentes, las células cancerígenas y todo tipo de patógenos.

Y no es una simple hipótesis teórica, sino que tenemos ya evidencia real. La vida de los ratones de edad avanzada se extiende al trasplantarles el timo de ratones jóvenes. En humanos se ha logrado un rejuvenecimiento parcial del timo con un cóctel de hormonas (DHEA y hormona de crecimiento) y fármacos como la metformina. Tras esta intervención se observó una reducción de la edad biológica, medida con relojes epigenéticos, y una mejor función del sistema inmunitario. Son todavía estudios preliminares, pero quizá en pocas décadas podamos tener un sistema inmunitario igual de robusto a los 80 años que a los 20. El impacto en nuestra salud y calidad de vida será enorme.

Sangre joven

En 1864, el fisiólogo francés, Paul Bert unió quirúrgicamente a dos ratones para comprobar si se formaría entre ellos un sistema circulatorio compartido. Este extraño proceso, denominado después parabiosis, fue un éxito y abrió la puerta a varios descubrimientos médicos.

Décadas después se observó que, al unir dos ratones de diferente edad, el ratón viejo rejuvenece y el joven envejece. Este fenómeno, propio de una novela de vampiros, sorprendió a los investigadores. Algo en la sangre de estos ratones debía de estar alterando su reloj biológico, pero hallar la causa exacta está resultando ser más difícil de lo que se pensaba.

Entre los posibles candidatos destaca la proteína GDF11, muy abundante en la sangre de los individuos jóvenes. Esta proteína activa las células madre en distintos órganos y tejidos, lo que explicaría el rejuvenecimiento experimentado por los ratones ancianos.

Estudios recientes han probado a inyectar directamente esta proteína en ratones de edad avanzada y confirman que se observa un ligero rejuvenecimiento de los músculos y el cerebro, pero muy inferior al caso de la parabiosis. Esto indicaría que hay otros aspectos protectores en la sangre joven.

En personas con síntomas de alzhéimer, se ha estudiado el uso de plasma sanguíneo enriquecido con albúmina fresca, la principal proteína transportadora de la sangre, y se ha demostrado una leve mejoría de los síntomas.

Es muy probable que, en un futuro cercano, la inyección en personas de una combinación de proteínas rejuvenecedoras se convierta en una realidad.

En cualquier caso, los ratones mayores también rejuvenecen, aunque sea un poco, al extraerles sangre. Eso indicaría que la parabiosis no los ayuda solo porque añada factores buenos, sino también porque elimina algunos malos. Por ese motivo la simple donación de sangre podría ayudarnos a vivir más, como ya hemos explicado.

Del segundo puente al tercero...

Lo anterior no es más que una pequeña muestra de todas las terapias que se encuentran en proceso de investigación. Además, también se está avanzando en la preparación de fármacos senolíticos para eliminar células senescentes, en péptidos con acción protectora en varias claves del envejecimiento, en el alargamiento de telómeros con activación puntual de la enzima telomerasa, y mucho más.

La mayor parte de estas investigaciones terminarán en fracaso, pero así es como funciona el progreso humano. De cada fracaso se extraen lecciones valiosas que contribuyen a que nuestra probabilidad de éxito sea mayor en el siguiente intento.

Y es suficiente con que unos pocos tratamientos funcionen para lograr extensiones importantes de nuestra longevidad durante las próximas décadas.

Todo apunta, sin embargo, a que estas medidas no resultarán suficientes para cruzar el tercer puente hacia la inmortalidad. Eso requerirá más tiempo y progreso, y es inevitable que sea demasiado tarde para las personas que viven ahora. Por este motivo, muchos expertos ya se encuentran trabajando en un plan B: la criopreservación.

Criopreservación

La criopreservación representa una especie de ambulancia hacia el futuro. Permitiría preservar nuestro cuerpo al morir, hasta el momento en el que dispongamos de la tecnología adecuada para resucitarnos y rejuvenecernos.

Suena a ciencia ficción, pero ya sabemos que hay células humanas, como los óvulos y el esperma, que pueden permanecer congeladas durante décadas y ser totalmente funcionales tras su descongelación. Hay un salto importante entre células humanas y personas, pero conocemos casos de humanos que resucitaron tras ser congelados. Veamos un ejemplo.

En 1999, una joven estudiante de medicina, Anna Bågenholm, estaba esquiando en Noruega con dos amigos cuando perdió el control y cayó a un arroyo congelado. Su cabeza rompió la fina capa de hielo que cubría el agua y quedó atrapada. Cuando la temperatura corporal baja de 35 °C el cuerpo entra en hipotermia y empieza a tiritar para elevar el calor. Por debajo de 30 °C se pierde la consciencia. Al acercarse a 25 °C llegan el paro cardiaco y la muerte.

Los amigos de Anna llamaron para pedir ayuda, pero el helicóptero tardó hora y media en llegar y conseguir sacarla del agua. Cuando lograron alcanzar un hospital cercano, su temperatura corporal era de 13,7 °C y su corazón llevaba casi dos horas parado. Estaba clínicamente muerta. De todos modos, los médicos intentaron revivirla. En Noruega dicen que solo estás muerto cuando estás «caliente y muerto». Se habían reportado decenas de personas que llegaban sin pulso al hospital después de haber sufrido hipotermias accidentales y habían conseguido salvarse. Si la parada cardiaca se produce cuando las células del cuerpo, sobre todo las del cerebro, están muy frías, su consumo energético se acerca a cero, por lo que no mueren de inmediato y se abre una ventana en la que pueden regresar a un funcionamiento normal. Una hora después de llegar al hospital, el corazón de Anna volvió a latir.

¿Sería posible mantener este estado durante décadas en vez de horas? ¿Durante siglos? La primera propuesta seria de criopreservación fue la del estadounidense Robert Ettinger, quien publicó en 1964 un libro titulado *La perspectiva de la inmortalidad*. En 1976 fundó Cryonics Institute con la misión de mantener los cuerpos de sus clientes congelados en nitrógeno líquido (a –196 °C) hasta que dispongamos de la tecnología para devolverles la vida y la juventud. La primera clienta fue la propia madre de Ettinger, que murió meses después del inicio de la puesta en marcha de la compañía. También están criopreservadas su primera esposa, que falleció en 1987, y la segunda, que murió en el año 2000. En 2011, después de casi cincuenta años de activismo criónico, Robert Ettinger murió con 92 años y se convirtió en el paciente 106 del Cryonics Institute.

A lo largo de estas décadas nuevas empresas se han sumado a esta futurista línea de negocio. Quizá la más conocida es Alcor Life Extension Foundation, que por doscientos mil dólares anuales mantiene congelados los cuerpos completos de sus clientes más prominentes. Para los que tienen medios más modestos, ofrece congelar solo el cerebro. En este caso la tarifa se reduce a ochenta mil dólares al año.

No hay ninguna garantía de que esta estrategia, o las anteriores, nos permitan alcanzar en algún momento la inmortalidad, pero cosas que parecían imposibles hace poco más de un siglo son hoy una realidad cotidiana. El 8 de diciembre de 1903, el reconocido periódico *The New York Times* publicó un artículo en el que se afirmaba lo siguiente: «Construir una máquina voladora requerirá el esfuerzo combinado y continuo de matemáticos y mecánicos durante más de un millón de años».

Dos meses después, los hermanos Wright volaron.

Nadie sabe qué nuevas tecnologías traerá el futuro, pero los avances hasta la fecha demuestran que el envejecimiento es un proceso mucho más moldeable y flexible de lo que se pensaba hace tan solo unas décadas. Donde el viejo Gilgamesh fracasó, la nueva ciencia podría triunfar. Es un momento increíble para estar vivo.

Vive más: Cronos contra Kairos

«No pienses que alguien ha vivido mucho solo porque tenga el pelo blanco y arrugas. No ha vivido mucho, quizá solo haya existido mucho. Imagina que un hombre se embarca en un viaje y nada más zarpar se adentra en una tormenta que lo mantiene navegando en círculos, azotado por distintos vientos. No ha hecho un gran viaje, solo ha dado muchas vueltas».

Séneca

Vivir es mucho más que sobrevivir. La duración de una vida es una pobre métrica de su valía. Lo trágico no es la muerte, sino el desaprovechamiento de la vida.

Cronos era el famoso dios griego del tiempo, la divinidad por excelencia de la época. Dirigía la rotación de los cielos y el eterno paso del tiempo. De él dependían las estaciones y las cosechas. Pero había otro dios menos conocido, Kairos, que los griegos asociaban a un aspecto más cualitativo del tiempo. Literalmente, Kairos podría traducirse como «momento adecuado u oportuno».

Mientras que Cronos avanza siempre de manera lineal y a la misma velocidad, el paso del tiempo Kairos depende de cómo lo experimentamos. Un momento se puede hacer eterno y toda una vida parecer un parpadeo. Si nos enfocamos demasiado en Cronos, sentiremos que la vida se nos escapa, que no tenemos suficiente tiempo para hacer todo lo que queremos. Si apreciamos más a Kairos, sin embargo, podremos sentir plenitud y satisfacción en los momentos más mundanos.

En *A través del espejo*, una de las novelas de fantasía de Lewis Carroll, Alicia se encuentra con la Reina Roja. Esta le explica que los habitantes de su reino deben correr cada vez más rápido para permanecer en el mismo sitio. Y algo parecido experimentan los que viven obsesionados con Cronos, corren todo el rato para no llegar a ningún lado. Alicia, por el contrario, es un buen ejemplo de Kairos. En su viaje por el país de las maravillas pierde la noción del tiempo y todo le parece nuevo. Está inmersa en la experiencia y en los curiosos seres que se encuentra. Su aventura es breve pero enriquecedora. Cronos se mide en minutos; Kairos, en momentos.

No debemos ignorar a Cronos, por supuesto, pero no nos volvamos sus esclavos. Hagamos todo lo posible por acumular años, pero no olvidemos sumar nuevas experiencias cada año.

El objetivo no es morir sin arrugas dejando atrás un bonito cadáver. Solo los que nunca lucharon por nada mueren sin cicatrices. Cada marca en el cuerpo nos recuerda que hemos vivido, que hemos sufrido y que hemos sanado. Las huellas que deja el envejecimiento son testigos de nuestro paso por este mundo, recordatorios de que hemos aprendido y explorado, hemos reído y llorado. Cronos se mide con el reloj; Kairos, con el corazón.

El paso del tiempo no es algo que temer, sino algo que celebrar. Solo te vuelves viejo cuando tienes más recuerdos que sueños. Recuerda que nunca es tarde para empezar a vivir más.

Decálogos VIVE MÁS

Cosas que hacer:

- Exponte con frecuencia a pequeños estresores: frío, calor, sol, altura...
- Mejora tu masa muscular con entrenamientos de fuerza.
- Mejora tu VO_2 máx con sesiones aeróbicas en zona 2 y con sesiones HIIT.
- Basa tu alimentación en comida real, priorizando verdura y fruta.
- Come suficiente proteína e incluye ayunos de vez en cuando.
- Optimiza tus hormonas con tus hábitos, pero no tengas miedo de las terapias de reemplazo.
- Aprende a gestionar el estrés y regula tus ritmos circadianos.
- Usa los pocos suplementos que tienen buena evidencia.
- No pierdas el contacto con los buenos amigos ni te aísles socialmente.
- Ten siempre un propósito que te anime a levantarte de la cama.

Cosas que recordar:

- Tomar decisiones difíciles hará que tu vida sea más fácil y más larga.
- El ejercicio es la mejor terapia antienvejecimiento.
- Pierdes más capacidades físicas por dejar de usarlas que por cumplir años.
- La calidad de tus alimentos importa más que si haces ayuno o restricción calórica.
- Mantener una buena ratio músculo/grasa importa más que el tipo de dieta que sigues.
- El estrés crónico y la falta de sueño aceleran el envejecimiento.
- Tu apariencia externa refleja tu salud interna.
- Tus creencias sobre el envejecimiento influyen en cómo envejeces.
- El optimismo y la curiosidad son escudos contra el paso del tiempo.
- No debes tener miedo a la muerte, sino a desaprovechar la vida.

BIBLIOGRAFÍA

«Qué pena morir cuando me queda tanto por leer».

Marcelino Menéndez Pelayo

En este enlace encontrarás las referencias bibliográficas con las que he trabajado para la redacción de este libro:

<fitnessrevolucionario.com/vivemas>